Die Nachbehandlung nach chirurgischen Eingriffen

Ein kurzer Leitfaden

von

Dr. M. Behrend
Chefarzt des Kreiskrankenhauses in Frauendorf bei Stettin

Mit 4 Textabbildungen

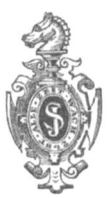

Springer-Verlag Berlin Heidelberg GmbH
1914

ISBN 978-3-642-89528-9 ISBN 978-3-642-91384-6 (eBook)
DOI 10.1007/978-3-642-91384-6

Alle Rechte, insbesondere das der
Übersetzung in fremde Sprachen, vorbehalten.

Copyright by Springer-Verlag Berlin Heidelberg 1914
Ursprünglich erschienen bei Julius Springer in Berlin 1914
Softcover reprint of the hardcover 1st edition 1914

Vorwort.

Bei dem häufigen Wechsel der Assistenten, besonders an kleineren Krankenhäusern, wird mancher Krankenhausleiter es sicherlich ebenso wie ich als überaus zeitraubend empfunden haben, andauernd die vielen kleinen Anordnungen wiederholen zu müssen, die zur Wiederherstellung der Patienten nach Operationen nötig sind. Um mir und eventuell auch anderen Kollegen diese Arbeit zu erleichtern, habe ich längere Zeit alle Anordnungen betreffend Nachbehandlung nach chirurgischen Eingriffen gesammelt und möglichst übersichtlich zusammengestellt, kurz und bündig, ohne lange theoretische Auseinandersetzungen. Es soll dem Leser möglich sein, sich schnell über die zu ergreifenden Maßnahmen zu orientieren; wer tiefer in das Wesen der Nachbehandlung eindringen will, sei verwiesen auf das diesbezügliche Werk von Reichel-Chemnitz, auf das in der Neuen deutschen Chirurgie erschienene Werk von Gebele: Laparotomie und ihre Nachbehandlung, sowie auf den entsprechenden Teil des Döderlein-Krönig, Operative Gynäkologie. Da an allen mittelgroßen und kleineren Krankenhäusern auch sämtliche gynäkologischen und die wichtigsten Operationen an Ohr und Auge ausgeführt werden müssen, habe ich die Nachbehandlung nach derartigen Operationen in gleicher Weise abgehandelt wie die nach rein chirurgischen Eingriffen.

Daß meist nur eine Methode der Nachbehandlung beschrieben ist, versteht sich bei dem Zwecke des Buches von selbst. Mit zunehmender Erfahrung wird jeder die Nachbehandlung nach seiner Eigenart variieren.

Frauendorf b. Stettin, im Juli 1914.

M. Behrend.

Inhaltsverzeichnis.

Seite

Allgemeiner Teil 1

Verhalten nach Narkose und Lokalanästhesie 1. — Schmerzlinderung nach Operationen 1. — Verhalten bei Herzschwäche nach Operationen 2. — Lagerung der Kranken nach Operationen 3. — Einige Ratschläge für die Wundbehandlung 3. — Verhalten bei Verzögerung der Urinentleerung 4. — Diät nach Operationen bei Diabetikern 5. — Zusammensetzung von Nährklistieren 5. — Nachbehandlung nach Transplantation eines Hautdefekts nach Thiersch 6. — Nachbehandlung nach Deckung eines Hautdefekts durch einen gestielten Hautlappen 7.

Spezieller Teil 8

I. Nachbehandlung nach chirurgischen Eingriffen am Kopf.

1. Nachbehandlung nach chirurgischen Eingriffen an der Schädeldecke und dem Gehirn 8
Vorbemerkungen 8. — Nachbehandlung nach Operation wegen Impressio cranii 8; — nach Knochenplastik wegen Schädeldefekt 9; — nach Schädelverletzungen mit Hirnprolaps 9; — nach Eröffnung eines Hirnabscesses 9; — nach Entfernung eines Hirntumors 10; — nach Exstirpation des Ganglion Gasseri 10.
2. Nachbehandlung nach chirurgischen Eingriffen im Gesicht . . . 11
Nachbehandlung nach Exstirpation kleiner Lippentumoren 11; — nach Exstirpation eines Carcinoms der Unterlippe 11; — nach Operation einer Hasenscharte 11; — nach Operation der Gaumenspalte 13.
3. Nachbehandlung nach Operation an den Speicheldrüsen 13
Nachbehandlung nach Exstirpation der Parotis 14.
4. Nachbehandlung nach Operationen in der Mundhöhle 14
Nachbehandlung nach Exstirpation eines Carcinoma linguae 14.
5. Nachbehandlung nach Operationen an den Kiefern 15
Nachbehandlung nach totaler Oberkieferresektion 15; — nach Resektion und Exartikulation des Unterkiefers 16.
6. Nachbehandlung nach Operationen an der Nase und ihren Nebenhöhlen 17
Nachbehandlung nach Eröffnung der Highmorshöhle 17; — nach Eröffnung der Stirnhöhle 17.

Inhaltsverzeichnis. V

7. Nachbehandlung nach Operationen am Mittelohr 17
   Allgemeine Ratschläge 17. — Nachbehandlung nach Aufmeißelung
   des Proc. mastoid. 18; — nach Radikaloperation des Mittelohrs 18.
8. Nachbehandlung nach Operationen am Auge 19

II. Nachbehandlung nach chirurgischen Eingriffen am Hals.

1. Nachbehandlung nach Exstirpation des M. sternocleido-mastoideus
   wegen Caput obstipum musculare 19
2. Nachbehandlung nach Exstirpation von tuberkulösen Drüsen . . 20
3. Nachbehandlung nach Operationen an Luftröhre und Kehlkopf . . 21
   Nachbehandlung nach Tracheotomie 21; — nach Laryngotomie
   22; — nach Laryngectomie 22
4. Nachbehandlung nach Operationen an Pharynx und Oesophagus 23
   Nachbehandlung nach Pharyngotomia subhyoidea 23; — nach
   Operationen am Halsteil des Oesophagus 24
5. Nachbehandlung nach Operationen an der Schilddrüse 25
   Nachbehandlung nach Strumectomie 25; — nach Strumectomie
   wegen Morbus Basedowii 25.
6. Nachbehandlung nach Thymectomie 26

III. Nachbehandlung nach chirurgischen Eingriffen der Brust.

1. Nachbehandlung nach chirurgischen Eingriffen an der Brustdrüse 26
   Nachbehandlung nach Incision wegen Mastitis purulenta 26; — nach
   Exstirpation von gutartigen Geschwülsten der Mamma 27; — nach
   Operation des Carcinoma mammae 27.
2. Nachbehandlung nach Operationen an der Brustwand 29
   Nachbehandlung nach ausgiebigen Rippenresektionen 29; — nach
   Brustwandresektion wegen malignen Tumors 30.
3. Nachbehandlung nach Eröffnung der Pleurahöhle wegen Empyem 30
4. Nachbehandlung nach Operationen an der Lunge 32
   Nachbehandlung nach Versorgung von Verletzungen 32; — nach
   Eröffnung von Lungenabscessen, Gangränhöhlen, bronchiektatischen Kavernen 32.
5. Nachbehandlung nach Versorgung einer Verletzung des Herzens . 33

IV. Nachbehandlung nach Bauchoperationen.

A. Nachbehandlung nach Operationen in der Bauchhöhle . 34

Allgemeiner Teil 34

1. Beaufsichtigung von Herztätigkeit und Atmung 34
2. Regelung der Darmtätigkeit 35
3. Ernährung nach Laparotomien 35
4. Wundbehandlung 36
5. Aufstehen nach Laparotomien 37
6. Verhütung und eventuelle Behandlung der akuten Magendilatation 38

Inhaltsverzeichnis.

	Seite
7. Verhütung der postoperativen Parotitis	39
8. Beschaffung von Leibbinden	39
9. Verhaltungsmaßregeln nach Abschluß des Heilverfahrens	39

Spezieller Teil ... 39

1. Nachbehandlung nach Operationen wegen Erkrankung des Bauchfells ... 39
 Nachbehandlung nach Operation der diffusen eitrigen Peritonitis 39; — nach Incision eines subphrenischen Abscesses 43; — nach Incision eines Douglasabscesses 43; — nach Operation der tuberkulösen Peritonitis 44.
2. Nachbehandlung nach Operationen am Magen-Darmkanal 44
 Nachbehandlung nach Gastrostomie 44; — nach Gastroenterostomie und Magenresektion 46; — nach Operationen am Dünndarm 48; — nach Jejunostomie 48; — nach Anlegung einer seitlichen Kotfistel oder eines Anus praeternaturalis 49; — nach Operationen wegen Appendicitis 49.
3. Nachbehandlung nach Operationen an den Gallenwegen. 52
4. Nachbehandlung nach Operationen an der Leber 54
 Nachbehandlung nach Versorgung von Verletzungen der Leber 54; — nach Incision eines Leberabscesses 54; — nach Eröffnung eines eingestellten Echinokokkus 55; — nach Talmascher Operation 55.
5. Nachbehandlung nach Operationen am Pankreas 56
 Nachbehandlung nach Operationen wegen Pankreasabsceß oder Nekrose 56; — nach Incision eingenähter Pankreascysten 56.

B. Nachbehandlung nach Herniotomieen 57

Allgemeines 57. — Nachbehandlung nach Operation des Leistenbruchs beim Mann 59; — nach Operation des Nabelbruchs 59; — nach Operation des Bauchbruchs nach Hammesfahr 60.

C. Nachbehandlung nach Operationen an Mastdarm und After 60

Allgemeines 60. — Nachbehandlung nach Excision der Fistula ani 61; — nach Beseitigung von Hämorrhoiden 61; — nach Operation des Carcinoma recti 62.

V. Nachbehandlung nach Operationen an den Harn- und Geschlechtsorganen.

A. Nachbehandlung nach Operationen an Niere und Harnleiter 64

Allgemeine Regeln für die Nachbehandlung nach Operationen an der Niere 64. — Nachbehandlung nach Nephrotomie 65; — nach Pyelotomie 65; — nach transperitonealer Nephrectomie 66; — nach lumbaler Nephrectomie 66; — nach Nephropexie 66; — nach Operationen am Ureter 66.

Inhaltsverzeichnis. VII

B. Nachbehandlung nach Operationen an Harnblase, Prostata und männlicher Harnröhre 67
Allgemeine Ratschläge für die Nachbehandlung nach Operationen an der Harnblase 67. — Nachbehandlung nach Laparotomie wegen Blasenruptur 68; — nach Sectio alta 68; — nach Prostatectomia suprapubica 69; — nach Operationen an der Harnröhre 70.

C. Nachbehandlung nach Operationen an den männlichen Geschlechtsorganen 70
Nachbehandlung nach Operation der Phimose 70; — nach Operationen am Penis 71; — Operation der Hydrocele testis 71; — nach Kastration 72.

D. Nachbehandlung nach Operationen an den weiblichen Geschlechtsorganen 72
1. Nachbehandlung nach vaginalen Operationen 72
Allgemeine Ratschläge 72; Nachbehandlung nach Curettement 72; — nach Ausräumung eines Aborts 73; — nach Kolporrhaphie und Dammplastik 73; — nach vaginaler Uterusexstirpation 74; — nach Incision einer verjauchten Haematocele retrouterina 75. — Anhang: Nachbehandlung nach der Operation nach Alexander Adams 75.
2. Nachbehandlung nach Operationen an den weiblichen Geschlechtsorganen mit Hilfe der Laparotomie 75
Allgemeine Ratschläge 75; Nachbehandlung nach Exstirpation einer geplatzten Extrauteringravidität 76; — nach Exstirpation des myomatösen Uterus 77; — nach Exstirpation des carcinomatösen Uterus 77; — nach Exstirpation von Ovarialtumoren 77.

VI. Nachbehandlung nach Operationen an der Wirbelsäule und den Gliedmaßen.

A. Nachbehandlung nach Laminectomie 78
B. Nachbehandlung nach Operationen an den Gliedmaßen . 78
Allgemeiner Teil........... 78
1. Behandlung größerer Hautdefekte 78
2. Nachbehandlung nach Operationen wegen Osteomyelitis 79
3. 4. Nachbehandlung von Amputationsstümpfen 80
5. Beschaffung von Prothesen nach Amputationen 81
6. Drainage nach Gelenkresektionen 81
7. Behandlung von nach Resektion tuberkulöser Gelenke zurückbleibenden Fisteln 81
8. Nachbehandlung nach Nervennaht 82

Spezieller Teil........... 82
1. Obere Extremität................... 82
Nachbehandlung nach operativen Eingriffen am Schultergelenk (Nachbehandlung nach Versorgung von Verletzungen, nach blutiger

VIII Inhaltsverzeichnis.

Seite

Einrenkung der Schultergelenksluxation, nach Resektion des Schultergelenks) 82; Prothesenbehandlung nach Exarticulatio humeri 83; — nach Amputatio interscapulo-thoracica 84; Nachbehandlung nach Operationen am Oberarm 84; — nach Amputatio humeri 84; — nach Operationen am Ellbogengelenk 85; — Amputation des Vorderarms 86; — nach Operationen und Versorgung von Verletzungen an Handgelenk, Mittelhand und Fingern 86; — nach Sehnennaht 87; — nach Incision von Sehnenscheidenphlegmonen 88; — nach Resektion des Handgelenks 88.

2. Untere Extremität 89

Nachbehandlung nach blutiger Einrenkung der Luxatio coxae 89; — nach Resektion des Hüftgelenks 89; — nach Exarticulatio coxae 91; — nach Amputatio femoris 91; — nach osteoplastischer Amputation nach Gritti 92; — nach Naht der gebrochenen Kniescheibe 92; — nach Arthrotomie des Kniegelenks wegen Dérangement interne oder wegen Gelenkmaus 92; — nach Punctio genus wegen Hämarthros 92; — nach Resektion des Kniegelenks 93; — nach Osteotomia femoris bei Genu valgum 94; — nach Amputatio cruris 95; — nach Versorgung von Verletzungen und anderen Operationen an Fuß und Fußgelenk 95; — nach Resektion des Fußgelenks 97; — nach Exstirpatio tali 98; — nach der Amputatio tibio-calcanea osteoplastica (Pirogoff) 98; — nach der Exarticulatio mediotarsea nach Chopart 99; — nach der Exarticulatio tarsometatarsea nach Lisfranc 99; — nach Zehenexartikulationen 99.

Allgemeiner Teil.

Verhalten nach Narkose und Lokalanästhesie. Es darf das Erwachen nach Allgemeinnarkose nicht durch Klopfen der Backen, Schütteln des Körpers und andere ähnliche Maßnahmen beschleunigt werden. Es ist für die Kranken heilsam, wenn sie langsam erwachen.

Der große Durst nach dem Aufwachen aus der Narkose wird bekämpft durch Benetzen von Zunge und Lippen mittels eines Sprays. Trinken dürfen die Kranken erst am Morgen nach der Operation, etwa von 4 Uhr an.

Auch nach Anwendung der lokalen Anästhesie bei größeren chirurgischen Eingriffen, wobei also erhebliche Mengen des Anaestheticums verwandt sind, dürfen die Kranken nicht sofort nach der Operation trinken; vielfach erfolgt erhebliches Übelsein und Erbrechen, genau wie nach Anwendung allgemeiner Betäubung.

Die jetzt sooft erwähnten Nachschmerzen nach Anwendung der Lokalanästhesie habe ich persönlich nicht beobachtet, trotzdem ich von der Lokalanästhesie auch reichlichen Gebrauch mache.

Schmerzlinderung nach Operationen. Es gibt zahlreiche Ärzte und Schwestern, die eine kolossale Angst davor haben, Leuten, die durch eine große Operation an sich schon geschwächt sind, in den ersten Tagen post op. Morphium zu verabfolgen; wird überhaupt eine Morphiuminjektion gemacht, so wird zu gleicher Zeit Campher injiciert. Nichts ist falscher als dieses; wälzen sich die Kranken nach Operationen vor Schmerzen hin und her, so schädigt das die Wunden, der Puls wird stark beschleunigt, die schlaflose Nacht macht den Körper mürbe. Die Morphiuminjektion mildert die Schmerzen, beruhigt den Kranken, verlangsamt die Herztätigkeit; eine Schwächung der Herzkraft tritt nicht ein.

Man verabfolgt die Morphiuminjektion am Abend des Operationstages, wenn nicht schon beim Erwachen aus der Narkose eine so hochgradige motorische Unruhe eintritt, daß Abhilfe notwendig ist. In der 1. Nacht post op. erfolgt auf die Morphiuminjektion meist kein Schlaf (Morphium ist kein Schlafmittel, sondern ermöglicht nur indirekt durch Beseitigung der Schmerzen Schlaf), sondern nur eine sehr wohltuende Ruhe. In der 2. Nacht post op. wird durch eine Morphiuminjektion meist Schlaf erzielt. Bei hochgradiger Unruhe und starken Schmerzen habe ich mich nie gescheut, in der 1. und 2. Nacht post op., auch bei nicht erfreulicher Herztätigkeit, eventuell zwei Morphiuminjektionen zu machen. Sind am 3., 4., 5. Tage post op. noch Schlafmittel nötig, so gibt man Veronal 0,5; man muß dieses Mittel aber (ebenso wie Brom) früh geben, gegen 8 Uhr abends, weil die Wirkung erst allmählich eintritt. Fordern die Kranken in der Nacht, nachdem sie sich mehrere Stunden im Bett hin und her gewälzt haben, ein Schlafmittel, so ist es völlig zwecklos, Veronal einzugeben. Die Kranken sind dann schon so aufgeregt, daß Veronal nichts mehr hilft; es bleibt nichts anderes übrig, als eine Morphiuminjektion zu machen.

Verhalten bei Herzschwäche nach Operationen. Es werden gemacht Injektionen von Coffein (Coffein. natrio-salicylicum 6/30,0: 2stündlich 1 ccm) und Campher (in 10proz. Lösung: bei schwerer Störung der Herztätigkeit werden injiziert zunächst $1/_4 - 1/_2$ stündlich 1—2 ccm, späterhin stündlich oder 2stündlich 1—2 ccm). Die Injektionen werden gegebenenfalls 2—3 Tage fortgesetzt.

Ferner werden gemacht subcutane Kochsalzinfusionen, und zwar 1—2 mal täglich 1000 ccm. Die erste Infusion wird möglichst noch in der Narkose gemacht, um Schmerzen zu vermeiden. Sind wiederholte Infusionen nötig und können dieselben nicht mehr am Oberschenkel wegen starker Schmerzhaftigkeit ausgeführt werden, so wird unter die Brusthaut, beim Weibe in die Mamma injiciert.

Liegt zwar kein Kollaps vor, erscheint aber die Herztätigkeit schwach, so wird prophylaktisch Digalen per os verabreicht (3 mal täglich 20 Tropfen).

Kochsalzinfusionen dürfen aber meines Erachtens nur gemacht werden bei einwandfreier Blutstillung. Hat man es z. B. mit einer schweren Blutung nach Gastroenterostomie zu tun, wie man sie hin und wieder einmal erlebt, so darf keinesfalls eine Kochsalzinfusion vorgenommen werden, weil die Blutung durch Auffüllung des Blutgefäßsystems erst recht wieder in Gang kommt. In solchen Fällen, also in Fällen, wo eine starke Nachblutung eintritt, ohne daß man zunächst in der Lage ist, operativ vorzugehen, muß man vor allem die motorische Unruhe der Kranken bekämpfen, die natürlich die spontane Blutstillung sehr hemmt. Dies erreicht man vor allem durch subcutane Morphiuminjektionen.

Lagerung der Kranken nach Operationen. Allen Kranken, die längere Zeit bettlägerig sind, müssen dicke Holzklötze gegen die Fußsohle gelegt werden, um das (sehr häufige!) Zustandekommen eines Spitzfußes durch den Druck der Bettdecke zu verhindern. Ist einmal ein Spitzfuß entstanden, so gelingt es kaum je, ihn wieder zu redressieren.

Bei Kranken, die einer Operation am Abdomen unterzogen sind, kommt es mitunter zu doppelseitiger schwerer Kniegelenkscontractur, weil die Beine, zur Erleichterung der Schmerzen, tage- und wochenlang stark gebeugt werden. Dieser Kniegelenkscontractur muß zu rechter Zeit entgegengewirkt werden durch Auflegen schwerer Sandsäcke auf die Knie.

Einige Ratschläge für die Wundbehandlung. Hautnähte werden, wenn nicht erhebliche Spannung der Wunde besteht, am 7. Tage entfernt; der Faden wird an derjenigen Seite des Knotens durchschnitten, wo der Faden in den Stichkanal eintritt, damit nicht der lange Teil des Fadens, der auf der Haut gelegen, also eventuell mit Bakterien beladen ist, durch den ganzen Stichkanal durchgezogen werden muß.

Die Michelschen Klammern werden mit der Pinzette nach Reverdin entfernt.

Als antiseptisches Wundstreupulver wird nicht mehr das giftige Jodoform, sondern weniger giftige Ersatzpräparate verwandt. Ich bevorzuge wegen seiner ausgezeichneten antiseptischen Wirkung das Xeroform (verschreiben: Bismuth. tribromphenylicum!). Vioform und Dermatol haben meines Erachtens nicht so gute antiseptische Wirkung.

Nach Entfernung der Fäden resp. Klammern werden die Hautwunden mit Borsalbe verbunden, damit sich nicht dicke Schorfe bilden, die den Abfluß von Wundsekreten verhindern.

4 Allgemeiner Teil.

Weit klaffende Hautwunden werden, wenn sie sich genügend gesäubert haben, mit Heftpflaster zusammengezogen (Abb. 1). Kann eine Hautwunde nicht heilen, weil die Wundränder sich eingekrempelt haben, müssen die Hautränder in Lokalanästhesie gelöst und dann genäht werden. Um unnötige Schmerzen beim Verbandwechsel zu vermeiden, werden die Verbandstoffe mit Wasserstoffsuperoxyd aufgeweicht. Es darf an den Wunden nicht unnötig gedrückt werden; es genügt im allgemeinen, eine Wunde 1—2 mal vorsichtig auszutupfen.

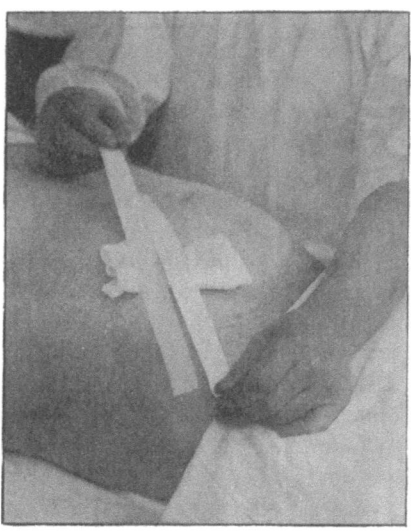

Abb. 1. Zusammenziehen der Wunde mit Heftpflaster.

Aufmerksam gemacht werden muß schließlich auf die Tatsache, daß nach Incision von schweren Phlegmonen, Drüsenabscessen usw. oft erneute und erhebliche Temperatursteigerungen auftreten; dieselben bieten keinen Anlaß zur Beunruhigung. Gleichfalls Tatsache ist, daß nach Vornahme des Verbandwechsels bei Kranken mit Phlegmonen, appendicitischen Abscessen oft Temperatursteigerungen auftreten, die am Tage nach dem Verbandwechsel wieder prompt verschwinden. Auch durch derartige Temperatursteigerungen nach Verbandwechseln darf man sich nicht irremachen lassen, solange nicht Schmerzen, erhebliche Druckempfindlichkeit um die Wunde herum und allgemeines Unbehagen auf Retentionen hinweisen.

Verhalten bei Verzögerung der Urinentleerung. Es gibt Menschen, die in Rückenlage nicht recht urinieren können. Diese Unfähigkeit der Urinentleerung tritt aber in verstärktem Maße auf, nachdem Laparotomien oder Operationen an Blase, Mastdarm, Genitalorganen ausgeführt sind. Deshalb muß nach derartigen Operationen am nächsten Morgen genau darauf geachtet werden, ob Urinentleerung erfolgt ist. Ist die Urinentleerung erschwert, so wird versucht, durch Auflegen eines Thermophors auf die Blasengegend, durch Verabfolgung von Fol. uvae ursi, vor allem auch durch vorsichtiges Aufrichten des Oberkörpers, die Urinentleerung in Gang zu bringen. Gelingt das nicht, so muß katheterisiert werden (also spätestens 24 Stunden post op.). Erfolgt auch späterhin die Urinentleerung nicht spontan, so muß 2 mal täglich katheterisiert werden. Zur Verhütung einer Cystitis wird in hartnäckigen Fällen von Urinverhaltung Urotropin verabfolgt.

Sehr wichtig ist, daß Kranke, die katheterisiert werden mußten, von anderen eben operierten Kranken isoliert werden, denn es kommt außerordentlich leicht durch psychische Beeinflussung zu Urinverhaltung.

Bei Frauen, die an stärkerem Fluor ex vagina leiden, kommt es bei längerem Krankenlager außerordentlich leicht zu Sekretstauung in der Vagina und dadurch zu Infektion der Blase, zu Cystitis. Ich lasse deshalb prinzipiell bei allen zu operierenden Frauen feststellen, ob stärkerer Fluor besteht. Ist das der Fall, wird post op. täglich eine Vaginalspülung vorgenommen.

Vor dem ersten Aufstehen nach längerem Krankenlager läßt man die Kranken einige Tage lang sich mehrmals täglich im Bett aufrichten und aufsetzen.

Diät nach Operationen bei Diabetikern. Nach Operationen bei Diabetikern darf keine scharfe antidiabetische Kost verabreicht werden.

Zusammensetzung von Nährklistieren, entnommen mit gütiger Erlaubnis des Herrn Oberapotheker Derlin der Hauspharmakopöe des Stettiner Stadtkrankenhauses:

Pepton. sicc. 5,0
Spirit. e vin. 20,0
Vitell. ovi I
Milch 75,0
1 Dosis = 151 Cal.

Vitell. ovi I
Natr. chlorat.   1,0
Mehl   10,0
Vin. rubr.   30,0
Milch   ad 300,0
1 Dosis = 327 Cal.

Vitell. ovi I
Vin. Port.   30,0
Sach. uvic. 20%   120,0
1 Dosis = 160 Cal.

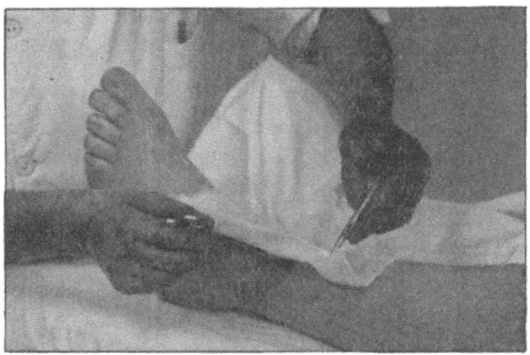

Abb. 2. Abnahme der Gaze von den Hautläppchen.

Nachbehandlung nach Transplantation eines Hautdefekts nach Thiersch. Auf die Hautläppchen wird eine dünne Gazeplatte gelegt, und werden nun durch einmaligen vorsichtigen Druck mit der flachen Hand die Läppchen etwas gegen die Unterlage gepreßt. Alsdann Auflegen einer großen Borsalbenplatte und Festwickeln der Gaze mittels einer Binde unter leichtem Druck. Vollendung des Verbandes durch Auflegen von gelockerter Gaze, Watte, Anwickeln einer Schiene behufs Immobilisierung der benachbarten Gelenke. Tritt stärkere Sekretion ein, so werden die oberflächlichen Lagen des Verbandes gewechselt; das Abnehmen der die Läppchen direkt bedeckenden Gazeplatten erfolgt am 7. Tage post op. nach gründlichem Aufweichen mit Wasserstoffsuperoxyd. Es wird die Gazeplatte mit einer

Pinzette gefaßt, und löst man die Gaze nun von den Läppchen ab mittels einer geschlossenen Cooperschen Schere (Abb. 2). Weiterhin wird jeden 3. Tag etwa ein neuer Verband mit Borsalbe angelegt.

Nachbehandlung nach Deckung eines Hautdefekts durch einen gestielten Hautlappen. Der erste Verbandwechsel wird am 7. Tage post op. vorgenommen. Besichtigung der eventuell auf die Entnahmestelle des Hautlappens gelegten Thierschen Läppchen, Drainage eventuell vorhandener Sekretverhaltung. Erneutes Anlegen eines Gipsverbandes. 4 bis 5 Tage später, je nach der Höhe der Körpertemperatur, Vorhandensein von Schmerzen, wiederum Verbandwechsel; der Stiel des Hautlappens wird beiderseits seitlich eingekerbt. Am 14. Tage post op. etwa völlige Durchtrennung des Stiels.

Spezieller Teil.

I. Nachbehandlung nach chirurgischen Eingriffen am Kopf.

1. Nachbehandlung nach chirurgischen Eingriffen an der Schädeldecke und dem Gehirn.

Vorbemerkungen. Alle Wunden am Schädel heilen, auch wenn sie recht verschmutzt sind, meist schnell. Störungen der Wundheilung erlebt man bei sehr virulenter Infektion und bei Diabetes.

Nach allen Operationen, kleinen und großen, am Schädel des Kindes empfiehlt es sich, ausgiebige Verbände um Kopf und Hals zu machen und das Festsitzen dieser Verbände durch Umlegen von Stärkebinden zu sichern, bis die Wunden völlig verheilt sind. Denn erstens versuchen die Kinder, sich die Verbände loszureißen, zweitens sind die Eltern oft neugierig und versuchen, sich die Wunden zu besehen.

Man lasse die Verbände bei Kindern nicht länger als 3 Tage liegen, da die Haut der Kinder sehr empfindlich ist.

Beim Anlegen von Verbänden am Kopf läßt man den Mund etwas öffnen, damit der Verband locker genug angelegt ist, um das Essen zu ermöglichen.

Nachbehandlung nach Operation wegen Impressio cranii. Hat man es für nötig gehalten, wegen Gefahr der Infektion oder zur Ableitung des Blutes ein Streifchen oder ein Drain einzuführen, so wird dasselbe bei normalem Wundverlauf am 3. Tage post op. entfernt. Die Drainagestelle wird noch für einige Tage durch Einführung der Spitze eines Tupfers offengehalten.

Hat der Kranke bis zum Morgen nach der Verletzung nicht uriniert, so wird katheterisiert. Bleibt infolge von Somnolenz

Unfähigkeit zum Urinieren bestehen, so wird zweimal täglich katheterisiert.

Im allgemeinen erholen sich die Kranken nach Hebung der Impression sehr schnell. Etwaige Lähmungen, soweit sie überhaupt reparabel sind, gehen meist schnell zurück. Man muß die Kranken aber mindestens 4—6 Wochen im Bett halten, bis die Lähmungen, soweit überhaupt möglich, geschwunden sind und der Defekt im Schädeldach sich, ebenfalls soweit möglich, durch Knochenneubildung von den Rändern her verkleinert hat.

Bleibt ein Defekt im Schädeldach bestehen, so wird über demselben eine Celluloidplatte auf den Schädel gewickelt und der Kranke angewiesen, sich möglichst wenig zu bücken, nur leichte Arbeiten zu verrichten, bis die Lücke im Schädeldach (ca. 3—4 Monate nach völliger Wundheilung) durch Knochenplastik geschlossen wird.

Paretische Glieder werden längere Zeit elektrisiert und massiert.

Nachbehandlung nach Knochenplastik wegen Schädeldefekts. Ist zur Drainage von Blut und Wundsekret ein Streifchen oder ein Drain eingelegt, so wird dasselbe bei normalem Wundverlauf am 3. Tage post op. entfernt.

Bettruhe für mindestens 3 Wochen.

Nachbehandlung nach Schädelverletzungen mit Hirnprolaps. Penetrierende Schädelwunden werden unter allen antiseptischen Kautelen verbunden. Um Hirnprolaps zu verhindern, müssen die Verbände unter Druck angelegt werden. Tritt Hirnsubstanz hervor und läßt sie sich durch leichten Druck nicht reponieren, so wird das prolabierte Gehirn mit der Schere abgetrennt. Damit die Verbandstoffe mit der Hirnsubstanz nicht verkleben, wird Borsalbenverband gemacht.

Nachbehandlung nach Eröffnung eines Hirnabscesses. In die Abszeßhöhle wird ein Drain eingeführt.

Die Gefahr, daß der Eiter seitlich unter die Dura mater läuft und eine Meningitis entsteht, ist erfahrungsgemäß nur gering; das Gehirn um die Abszeßhöhle herum prolabiert schon bei der Operation so stark, daß es sich ringsherum vor die Dura legt.

Durch das Prolabieren des intakten Gehirns nach dem Operationsterrain hin wird auch die Abszeßhöhle schnell verkleinert, und muß dementsprechend das Drain bald gekürzt werden. Binnen

kurzem ist es meist nicht mehr möglich, ein Drain in die Absceßhöhle einzuführen. Tritt aber nach Weglassen des Drains Fieber
auf, so wird mit der Kornzange gewaltsam dilatiert und wieder
ein Streifen oder ein Drain eingeführt.

Es muß sehr aufgepaßt werden, daß kein größerer Hirnprolaps
entsteht, und müssen deshalb bei größerer Trepanationsöffnung
die Verbandstoffe von vornherein fest aufgewickelt werden.
Prolabiert Hirnsubstanz und gelingt es nicht, dieselbe mit leichtem Druck zurückzudrängen, so wird die prolabierte Hirnsubstanz
mit der Schere abgetrennt, weil andernfalls eine Überhäutung
der Wunde von den Rändern her unmöglich ist.

Nachbehandlung nach Entfernung eines Hirntumors. Achtung auf Puls und Atmung. Besonders nach Exstirpation von Kleinhirntumoren treten häufig schwere Atmungsstörungen auf, die stundenlange künstliche Atmung erfordern.

Die Wundbehandlung ist im allgemeinen sehr einfach, da die
Operationswunden meist völlig vernäht werden. Nur bei starker,
nicht stillbarer Blutung wird (sehr ungern wegen der Gefahr der
Infektion) tamponiert; der Tampon wird am 3. Tage post op.
entfernt; sickert Serum nach, so wird die Tamponstelle noch für
einige Tage durch Einführung eines kleinen Streifchens offengehalten.

Man lasse die Kranken mindestens 3—4 Wochen im Bett
liegen, da es sich doch um recht eingreifende Operationen handelt.

Treten nach der Operation Lähmungen an den Extremitäten
auf oder gehen schon vorher vorhandene Lähmungen nicht schnell
zurück, so wird monatelang elektrisiert und massiert.

Nach allen intrakraniellen Eingriffen wird, um die Entstehung
einer Meningitis zu verhüten, prophylaktisch Urotropin verabfolgt
(das Urotropin erscheint sehr bald nach der Verabfolgung im
Liquor cerebrospinalis).

Anhang.

Nachbehandlung nach Exstirpation des Ganglion
Gasseri. Ist wegen nicht einwandfreier Blutstillung oder für
den Fall, daß die Dura mater verletzt ist, um den Liquor cerebrospinalis nach außen zu leiten, ein Gazestreifen oder ein Drain
eingelegt worden, so werden dieselben am 3. Tage post op. entfernt.

Entleert sich reichlicher Liquor cerebrospinalis aus der Wunde, so muß täglich Verbandwechsel stattfinden; der Verbandwechsel muß wegen der Gefahr der Infektion unter allen Kautelen der Asepsis stattfinden.

Im allgemeinen sollen die Kranken schnell wiederhergestellt sein, und können sie dementsprechend früh das Bett verlassen.

2. Nachbehandlung nach chirurgischen Eingriffen im Gesichte.

Sind Operationen vorgenommen dicht am Auge, also z. B. am Nasenrücken oder an der Stirn dicht an der Augenbraue, so bleibt, wenn man die Operationswunde sorgfältig schützen will, meist nichts anderes übrig, als das entsprechende Auge in den Verband mit einzuschließen. Das macht man derart, daß man eine große, mit Borwasser getränkte Gazeplatte über Wunde und Auge legt. Der Verband muß täglich erneuert werden, wobei die Augenlider mit Borwasser abgewaschen werden. Sobald kein Blut mehr durchsickert, kann das Auge meist freigegeben werden.

Nachbehandlung nach Exstirpation kleiner Lippentumoren. Es wird täglich Xeroform auf die Wunde gestreut und nur flüssige und breiige Nahrung verabfolgt.

Nachbehandlung nach Exstirpation eines Carcinoms der Unterlippe. Die Ernährung geschieht, wenn irgend möglich, die ersten Tage post op. rectal.

Die Kranken werden möglichst schon am 2. Tage post op. aus dem Bett gebracht.

Um die Lippenwunde, soweit überhaupt möglich, vor Beschmutzung mit Mundhöhlenschleim zu schützen, wird die auf die Wunde gelegte Gaze mittels des Beiersdorfschen, Paraplast genannten Heftpflasters befestigt; dasselbe schließt ziemlich wasserdicht ab.

Infolge der oft sehr erheblichen Verengerung der Mundöffnung kann es, besonders bei an sich etwas vorstehenden Zähnen, dazu kommen, daß ein oder mehrere Zähne des Oberkiefers beim Mundschluß die Wunde oder deren Umgebung tief eindrücken; besteht Gefahr der Exulceration, so müssen die betreffenden Zähne abgefeilt oder extrahiert werden.

Nachbehandlung nach Operation einer Hasenscharte. Die Kinder müssen mit Hilfe des Teelöffels ernährt werden, wozu große Sorgfalt und Geduld seitens des Pflegepersonals gehört. Saugen stört die Wundheilung.

Gleich nach der Operation wird eine Messerspitze Kurellasches Brustpulver eingegeben, weil die Kinder bei der Operation viel Blut verschlucken und dieses verschluckte Blut durch Zersetzung Anlaß zu Magendarmstörungen geben kann. Damit die Kinder mit den Händen nicht an die Wunde kommen können, werden die beiden Arme in Streckstellung mittels breiter Flanellbinde direkt über dem Hemdchen an den Rumpf angewickelt und bleiben so angewickelt, bis die Wunde verheilt ist. Die Operationswunde wird sofort nach Beendigung der Operation direkt mit Airolpaste bedeckt. Alsdann Auflegen eines mäßig dicken Gazestückchens, das nicht viel größer ist als die Operationswunde. Dieses Gazestückchen wird auf der Wunde befestigt durch einen $2^1/_2$ cm breiten Heftpflasterstreifen, der nasenwärts so weit ausgeschnitten wird, daß die Nasenlöcher frei bleiben, lippenwärts so weit, daß das Lippenrot frei bleibt. Seitlich reicht der Heftpflasterstreifen beiderseits weit auf die Wangen. Der Heftpflasterstreifen wird angelegt, nachdem die Nahtreihe durch Zusammenholen der Wangen mittels Daumen und Zeigefinger durch einen Assistenten entspannt ist.

Der erste Verbandwechsel wird meist nötig schon am 4. Tage post op. Erstens verstopfen sich die Nasenlöcher mit Wund- und anderem Sekret, so daß man sie sorgfältig mit kleinsten Gazebäuschchen (sog. Stipschen) austupfen muß, zweitens muß schon am 4. Tage post op. häufig der eine oder andere Faden herausgenommen werden, weil er am Durchschneiden begriffen ist. Dieses Durchschneiden der Fäden (Durchreißen der in die Naht gefaßten Substanz) ist bei der zarten Konsistenz des Operationsterrains nichts Wunderbares.

Während des ganzen Verbandwechsels werden die Wangen mittels Daumens und Zeigefingers einer Hand des Assistenten wieder zusammengeholt. Wiederum Bedecken der Wunde mit einer dicken Schicht Airolpaste, einem Gazestückchen, das die Wunde nur wenig überragt, und einem in der oben geschilderten Weise präparierten Heftpflasterstreifen.

Von nun an meist täglicher Verbandwechsel. Wegen Durchschneidens oder Stichkanaleiterung müssen am 5. oder 6. Tage meist alle Fäden entfernt werden. Die Wunde pflegt am

12. Tage post op. verheilt zu sein, alsdann können die Kinder wieder mit Flasche ernährt werden.

Nachbehandlung nach Operation der Gaumenspalte nach v. Langenbeck. Die Ernährung ist bis zur völligen Wundheilung eine flüssige, erfolgt am besten mittels Schnabeltasse. Die Hauptsache ist, daß die Kinder sich völlig ruhig verhalten, möglichst wenig sprechen, nicht schreien, nicht lachen. Bei einem tüchtigen Aufschrei (z. B. aus Angst vor Besichtigung der Wunde) kann die ganze Naht aufplatzen. Deshalb soll es seitens der Ärzte und des Pflegepersonals 8—10 Tage lang nach Möglichkeit vermieden werden, den Mund zur Besichtigung öffnen zu lassen. Die kleinen Streifchen, die in die Wundhöhlen beiderseits seitlich an der Zahnreihe gelegt werden, fallen meist bald spontan heraus und werden ausgespuckt. Auch die Fäden eitern meist spontan heraus; wenn nicht, können sie immer noch am 10. Tage post op. entfernt werden.

Tritt eine kleinere Lücke in der Naht ein, so läßt man von einem Zahnarzt eine kleine Überdeckungsplatte anfertigen; tritt eine größere Lücke ein, muß ein richtiger Obturator beschafft werden.

Auch bei gut gelungener Operation bleibt meist eine näselnde Sprache bestehen. Es müssen unbedingt nach Abschluß der Wundheilung methodische Sprachübungen vorgenommen werden, über die man das Nähere findet in dem Werke von Gutzmann, Vorlesungen über die Störungen der Sprache, und in einer Arbeit von Kappeler in der Deutschen Zeitschr. f. Chir. Bd. 67, S. 92. 1902.

3. Nachbehandlung nach Operationen und Versorgung von Verletzungen an den Speicheldrüsen.

Es muß nach Möglichkeit die Entstehung einer Speichelfistel verhütet werden. Das geschieht durch festes Andrücken der Verbände und durch Verhinderung von Kauen und Sprechen während der 1. Woche post op.

Es wird der Unterkiefer an die Oberkiefer bandagiert; Trinken geschieht durch ein Glasröhrchen; genügt diese Ernährung nicht, so werden Nährklistiere verabfolgt. Kommt es, was häufig genug der Fall ist, doch zu einer Nahtinsuffizienz und zu Speichelfluß,

14 Eingriffe am Kopf.

so ist das meist nichts Schlimmes, der Speichelfluß sistiert unter festen Verbänden meist spontan.

Nachbehandlung nach Exstirpation der Parotis. Infolge der Mitentfernung des Nervus facialis kommt es zu völliger Unfähigkeit des Lidschlusses. Dadurch entsteht fast immer ein chronischer Bindehautkatarrh; bei mangelnder Aufsicht können Schädigungen der Cornea entstehen. Es empfiehlt sich, um das Eindringen von Fremdkörpern zu verhindern, dauernd eine Schutzbrille tragen zu lassen.

4. Nachbehandlung nach Operationen in der Mundhöhle.

Es ist erstaunlich, eine wie stark bactericide Kraft das Sekret der Mundhöhle besitzt. Die Mehrzahl der Wunden in der Mundhöhle, seien sie nun durch Verletzungen entstanden oder seien es Operationswunden, heilen überraschend schnell ohne besondere Nachbehandlung. Hat man eine Zungenwunde genäht, eine Epulis oder Ranula exstirpiert, so bläst man etwas Xeroform auf die Wunde, läßt gurgeln mit Wasserstoffsuperoxyd, verordnet flüssige Diät und kann meist sicher sein, daß in wenigen Tagen Heilung eintritt.

Nachbehandlung nach Exstirpation eines Carcinoma linguae. Die Nachbehandlung hat zu sorgen in der Hauptsache:
1. für genügende Ernährung,
2. für genügende Ableitung der Wund- und sonstigen Sekrete der Mundhöhle, um Schluckpneumonien zu verhüten.

Die Ernährung geschieht, wenn möglich, 8—10 Tage mittels Nährklistieren, unterstützt eventuell durch Kochsalzinfusionen; wenn das nicht möglich ist, mittels der Schlundsonde. Nach 8 bis 10 Tagen fangen die Kranken vorsichtig wieder zu schlucken an.

Der Abfluß der Wund- und sonstigen Sekrete der Mundhöhle erfolgt bei der v. Langenbeckschen Methode (Exstirpation des Carcinoms mit Hilfe der seitlichen Durchsägung des Unterkiefers) ohne viel Nachhilfe durch einen schräg nach unten verlaufenden Kanal, der dadurch geschaffen wird, daß die Wundränder der Pharynxschleimhaut, welche der Epiglottis benachbart sind, mit dem unteren Winkel der Hautwunde vernäht werden. Dieser Schrägkanal heilt, nachdem er seinen Zweck erfüllt hat, meist spontan dadurch, daß die Nähte infolge Eiterung aufgehen und die Schleimhaut sich zurückzieht. Bleibt ausnahmsweise eine Lippenfistel zurück, so wird sie nach Heilung der anderen Wunden operativ beseitigt.

Bei der Kocherschen Methode (Exstirpation des Carcinoms mit Hilfe der medianen Kieferspaltung) wird das Sekret abgeleitet durch einen Gazestreifen, der aus der Mundhöhle nach außen abgeleitet wird durch einen Kanal, welcher vor dem Zungenbein am hintersten Ende des Hautschnitts nach außen führt. Dieser Streifen wird erneuert, wenn er stark von Sekret durchsetzt ist, also etwa alle 2—3 Tage.

Wegen der überaus reichlichen Sekretion muß bei beiden Methoden häufiger Verbandwechsel stattfinden.

Um die Kranken bei Kräften zu erhalten und den Abfluß der Sekrete zu bessern, läßt man die Kranken nach Möglichkeit schon am 2.—3. Tage post op. aufstehen.

5. Nachbehandlung nach Operationen an den Kiefern.

Für die nach ausgiebigen Kieferresektionen stets notwendige Prothesenbehandlung ist das Zusammenarbeiten mit einem zuverlässigen und wissenschaftlich denkenden Zahnarzt dringend notwendig. Die Kosten dieser Prothesenbehandlung sind recht erhebliche; auch wenn der betreffende Zahnarzt aus wissenschaftlichen Gründen den Selbstkostenpreis berechnet, kosten die Prothesen, besonders wenn, wie bei Unterkieferresektion, eine Immediatprothese notwendig ist, mindestens 60—70 M.

Nachbehandlung nach totaler Oberkieferresektion. Auf die äußere Wunde wird Xeroform geblasen und für die ersten Tage post op., der Blutstillung halber, ein ausgiebiger fester Verband um Kopf und Hals gelegt. Die Wunde in der Mundhöhle wird fest austamponiert, der Tampon wird zum Wundwinkel herausgeführt und mit einem Heftpflasterstreifen auf der Wange befestigt, damit er nicht im Schlaf heruntergeschluckt werden kann. Diese Tamponade der Wundhöhle im Munde wird ca. 10 Tage ausgeführt; muß der ersteingeführte Streifen nach einigen Tagen herausgenommen werden, weil das aufgesaugte Sekret sich arg zersetzt hat, so wird sofort ein neuer Streifen eingeführt. Die Tamponade soll erstens die Blutung stillen und die

16   Eingriffe am Kopf.

Wundhöhle vor Infektion schützen, zweitens aber, und das ist die Hauptsache, soll sie die Schrumpfung der Weichteile der Wange verhüten, also es ermöglichen, daß sich nach Einsetzen einer Prothese die Entfernung des Oberkiefers äußerlich möglichst wenig bemerkbar macht. Gleich nach der Herausnahme des Tampons aus der Mundhöhlenwunde wird die — definitive — Prothese eingesetzt, für die schon vor der Operation von dem Zahnarzt Maß genommen ist.

Die Kranken werden möglichst bald nach der Operation im Bett aufgerichtet und stehen, wenn irgend möglich, schon am 2.—3. Tage post op. auf.

Wenn irgend möglich, ernährt man die Kranken die erste Woche post op. rectal; läßt sich das nicht erreichen, so gibt man flüssige Diät mittels Saugrohr oder Schnabeltasse.

Baldmöglichst post op. wird mit 2 proz. Wasserstoffsuperoxyd gegurgelt.

Nachbehandlung nach Resektion und Exartikulation des Unterkiefers. Auf die äußere Wunde wird Xeroform geblasen und für die ersten Tage der Blutstillung halber und wegen des meist reichlichen Wundsekrets ein ausgiebiger fester Verband um Kopf und Hals angelegt.

In den meisten Kliniken wird sofort nach der Resektion eine sogenannte Immediatprothese eingelegt, um die Schrumpfung der Weichteile und die dadurch bedingte Verunstaltung des Gesichtes zu verhindern. Diese Immediatprothese wurde früher aus Silber angefertigt, neuerdings sind Versuche mit einer Aluminiumschiene gemacht (siehe Behrend und Bauchwitz, Deutsche Zeitschrift für Chirurgie, Bd. 128). Sie wird am Kieferstumpf mittels ein oder zwei Silberdrahtnähte befestigt. Die äußere Hautwunde wird bis auf ein oder zwei Drainageöffnungen über der Prothese vernäht, die Schleimhaut der Mundhöhle kann meist nicht vernäht werden.

Wenn irgend möglich steht der Kranke am 2.—3. Tage post op. auf. Die Ernährung geschieht rectal, es ist mir gelungen, diese rectale Ernährung 16 Tage lang mit vollem Erfolge durchzuführen. Gelingt die rectale Ernährung nicht, so wird flüssige Diät verabfolgt mittels Saugrohr oder. Schnabeltasse. Es wird häufig mit 2 proz. Wasserstoffsuperoxyd gegurgelt, es wird täglich Verbandwechsel vorgenommen und täglich unter der eigens hierzu hohlgelegten Prothese hindurch die Mundhöhle ausgespritzt. Etwa am 15., 16. Tage post op. muß die Immediatprothese herausgenommen werden, weil sie um diese Zeit einen starken Reiz auf ihre Umgebung ausübt und eine mehr oder minder heftige eitrige Sekretion hervorruft. Dieses Herausnehmen der Immediatprothese muß meist in leichtem Ätherrausch vorgenommen werden, weil die Entfernung der Silberdrahtnähte schwierig und schmerzhaft ist. Nach Herausnahme der Prothese wird die Mundhöhlenschleimhaut vernäht und nun sofort vom Zahnarzt die Dauerprothese eingesetzt. Wir haben auch diese Dauerprothese nunmehr hohl gelegt, täglich unter der Prothese hindurch die Mundhöhle ausgespritzt, und heilt dadurch die Schleimhautwunde meist schnell.

6. Nachbehandlung nach Operationen an der Nase und ihren Nebenhöhlen.

Über Prothesenbehandlung bei Nasendefekt siehe Zinsser, Münch. med. Wochenschr. 1913, Nr. 49. Herrenknecht, Münch. med. Wochenschr. 1913, Nr. 51.

Nachbehandlung nach Eröffnung der Highmorshöhle. Ist, wie es meist geschieht, eine dauernde Verbindung nach dem mittleren Nasengang hergestellt, so besteht die Nachbehandlung in Ausspülung der Kieferhöhle vom mittleren Nasengang aus, zunächst täglich, späterhin jeden 2.—3. Tag. Es wird ein gebogenes silbernes Röhrchen eingeführt und durchgespült mittels eines Clysopompe genannten Apparats, der in einer Petersburger Gummiwarenfabrik angefertigt wird.

Die Operationswunde in der Fossa canina wird meist zugenäht, bedarf also keiner besonderen Nachbehandlung.

Nachbehandlung nach Eröffnung der Stirnhöhle. Da die Operationswunde meist zugenäht und eine dauernde Verbindung mit der Nasenhöhle hergestellt wird, ist keine besondere Nachbehandlung erforderlich.

7. Nachbehandlung nach Operationen am Mittelohr.

Allgemeine Ratschläge. Es muß von vornherein bei den Verbänden nach Aufmeißelung des Processus mastoideus, resp. nach Radikaloperation am Mittelohr die Ohrmuschel an den Schädel angedrückt werden, weil außerordentlich leicht ein Abstehen der Ohrmuschel entsteht, das späterhin nicht wieder redressiert werden kann; man führt in die Knochenwunde hinter der Ohrmuschel einen Gazestreifen ein, drückt die Ohrmuschel auf diesen Gazestreifen, legt auf und hinter die Ohrmuschel Gaze und Watte soviel wie nötig ist, um das Wundsekret aufzusaugen und wickelt das Ganze fest an den Schädel an. Dieses Andrücken der Ohrmuschel wird bis zur Heilung der Knochenwunde wiederholt.

Der äußere Gehörgang muß alle Tage sauber ausgetupft werden; das geschieht am besten mit einem Watteträger nach Trautmann oder Gottstein, von deren korkzieherartig gebauten Enden sich die Watte nach dem Gebrauch leicht abdrehen läßt.

Das Austupfen des Gehörganges muß unter Benutzung einer elektrischen Stirnlampe geschehen, was von den Chirurgen meist vernachlässigt wird. Wird keine Stirnlampe angewandt, so werden kleine Granulationen übersehen, die sich in der Tiefe des Gehörganges bilden, sich leicht mit einer Ohrpolypenschere entfernen lassen, die Ursache bilden von langdauernder Sekretion, wenn sie nicht beizeiten entfernt werden. Ebenso werden ohne dauernde Kontrolle mittels der Stirnlampe leicht kleine Knochensplitter übersehen, die ganz in der Tiefe des Operationsterrains in irgendeiner Nische verborgen liegen, sich aber leicht vom Gehörgang aus entfernen lassen.

Zur Drainage des Mittelohrs durch den äußeren Gehörgang hindurch werden kleine schmale Gazestreifchen benutzt, die man sich in einem kleinen Präparatenglas, umhüllt von einer großen sterilisierten Gazeplatte, vorrätig hält.

Nachbehandlung nach Aufmeißlung des Processus mastoideus. Die Entfieberung nach Aufmeißlung des eiterhaltigen Processus mastoideus nimmt meist mehrere Tage in Anspruch.

Die Knochenhöhle wird stets nur locker mit Gaze drainiert. Reinigt sie sich nicht und bleibt dauernd Fieber bestehen, so sind das Zeichen dafür, daß einige verborgene, mit Eiter erfüllte Zellchen nicht eröffnet sind, und muß eine gründliche Revision vorgenommen werden.

Nachbehandlung nach Radikaloperation des Mittelohrs. Die Knochenwunde hinter der Ohrmuschel darf stets nur locker mit Gaze drainiert werden. Sie soll nicht allzulange offen gehalten werden. Die Nachbehandlung soll in der Hauptsache vom Gehörgang aus bewerkstelligt werden, was durch die teilweise Vernichtung der hinteren häutigen Gehörgangswand (sogenannte Gehörgangsplastik) ermöglicht wird.

Sorgfältiges tägliches Austupfen vom Gehörgang aus und ausgiebige Drainage durch denselben.

Die eitrige Sekretion aus dem Mittelrohr durch den Gehörgang hindurch dauert oft Monate. Es ist meist nicht möglich, die Patienten diese lange Zeit hindurch regelmäßig zu behandeln. Es empfiehlt sich nach 8—10 Wochen, wenn nur noch geringe Sekretion besteht, die Kranken anzuweisen, sich täglich mit Hilfe einer Federpose etwas Borsäure in den Gehörgang einblasen zu lassen, und sie dann nur alle 8 Tage einmal zu kontrollieren. Die austrocknende Wirkung der Borsäure muß überhaupt von vornherein mehr in Anwendung gebracht werden, als es bisher geschieht.

Von Nachbehandlung mit Spülungen will die Mehrzahl der Ohrenärzte nichts mehr wissen.

8. Nachbehandlung nach Operationen am Auge.

Nach allen Operationen an Auge und Augenlidern werden große, mit Borwasser getränkte Gazeplatten aufs Auge gebunden, und müssen die Verbände täglich erneuert werden, wobei die Bindehaut mit Borwasser abgewaschen wird.

Nachbehandlung nach Enucleatio oder Exenteratio bulbi. Das Einsetzen des künstlichen Auges kann erst vorgenommen werden, wenn feste Vernarbung eingetreten ist. Man bitte einen Augenarzt, mit dem Kranken zum Optiker zu gehen. Die Beschaffung des künstlichen Auges wird meist von den Krankenkassen übernommen, da eine einfache Prothese nur 10—15 M. kostet.

II. Nachbehandlung nach chirurgischen Eingriffen am Hals.

1. Nachbehandlung nach Exstirpation des M. sterno-cleidomastoideus wegen Caput obstipum musculare.

Es wird ein Verband angelegt, der den Kopf in gerader, eventuell sogar etwas überkorrigierter Stellung fixiert. Das geschieht mit Hilfe einer quer über den Kopf gelegten Pappschiene, die sich den Konturen des Kopfes genau anpaßt und außerdem beiderseits sich noch über die ganze Schulterhöhe erstreckt. Die Schiene wird an Kopf und Schultern mittels eines Brust und Achselhöhlen miteinschließenden Stärkeverbandes befestigt (Abb. 3). Die Schiene bleibt bis zu völliger Wundheilung liegen. Orthopädische Nachbehandlung ist bei dieser v. Mikuliczschen Operation kaum nötig, man instruiert die Eltern, gut aufzupassen und den Kopf selber mehrmals täglich zu drehen und nach der gesunden Halsseite herunterzubiegen.

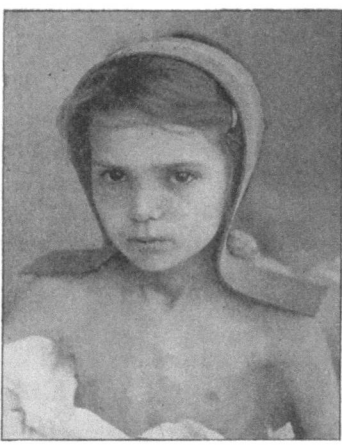

Abb. 3. Verband nach Operation des Caput obstipum.

2. Nachbehandlung nach Exstirpation von tuberkulösen Drüsen.

Schließen sich nach der Exstirpation der Drüsen die Operationswunden nicht recht, sondern bilden sich Exulcerationen oder Fisteln, so dürfen nicht, wie man es oft sieht, bei den Verbandwechseln dauernd Excochleationen vorgenommen werden, sondern es werden die Wunden zunächst rein äußerlich mit Borsalbenplatten bedeckt, und läßt man geduldig ein Vierteljahr vergehen. Handelt es sich um nicht spezifische Exulcerationen oder Fistelgänge, so schließen sich dieselben sehr häufig noch nach 3—4 Monaten von selbst. Handelt es sich aber um Zurücklassung kleiner tuberkulöser Herde, die langsam wieder aufblühen, so müssen dieselben nach Ablauf von 3—4 Monaten radikal wie ein maligner Tumor im Gesunden circumcidiert und exstirpiert werden. Mit Excochleationen läßt sich im allgemeinen wenig erreichen.

Nach Heilung der Wunden diätetische und klimatische Nachkur (Ferienkolonien!).

3. Nachbehandlung nach Operationen an Luftröhre und Kehlkopf.

Nachbehandlung nach Tracheotomie bei diphtherischer Larynxstenose. Um die Lösung der Membranen zu erleichtern, läßt man die Kinder mehrere Stunden täglich inhalieren; allzulange Zeit hintereinander vertragen die Kinder das Inhalieren nicht. Die innere Kanüle wird, sobald sie von Membranen und Schleim erfüllt ist, herausgenommen und in Borwasser mit Hilfe einer Federpose gesäubert; das muß im Anfang alle halbe Stunde, eventuell sogar öfter, geschehen, späterhin genügt stündliche Säuberung. Sitzen die Membranen sehr fest, wird mit einer Federpose durch die Kanüle in die Luftröhre gefahren. Um die Lösung der Membranen zu erleichtern und das Eintreten von pneumonischen Herden zu verhüten, wird sofort nach der Tracheotomie mit der Verabfolgung von Inf. ipecac. begonnen.

Ist vor der Tracheotomie noch kein Diphtherieserum eingespritzt worden, müssen sofort nach der Operation 3000 I.-E. injiziert werden. Bei schlechter Lösung der Membranen wird diese Injektion am Tage post. op. wiederholt.

Decanulement am 5. Tage post op. Es wird morgens früh die Kanüle herausgenommen, schnell eine Borsalbenplatte auf die Wunde gelegt und mit breiter Mullbinde festgewickelt. Für alle Fälle werden eine Kanüle und zwei einzinkige Haken neben das Bett gestellt, damit im Notfall die Kanüle schnell wieder eingesetzt werden kann. Man darf sich nicht ängstigen, wenn zunächst nach der Herausnahme der Kanüle wieder etwas Atemnot eintritt; die Atmung ist nach dem Decanulement zunächst immer etwas erschwert, deshalb soll das Decanulement auch morgens früh gemacht werden, damit genügend Zeit vorhanden ist, die Entwöhnung zu überwachen.

Weiterhin Verbände mit Borsalbe, etwa jeden 3. Tag. Erstes Aufstehen nach 3 Wochen.

Über erschwertes Decanulement siehe Alfred Brüggemann, Das erschwerte Decanulement und seine Behandlung, Wiesbaden (J. F. Bergmann) 1914.

Nachbehandlung nach Tracheotomie aus anderer Ursache. Stündliche Säuberung der inneren Kanüle in Borwasser mittels einer Federpose. Erleichterung der Expektoration durch Verabreichung von Inf. ipecac.

Nachbehandlung nach Laryngotomie. Hat man zur Verhinderung der Aspiration von Blut die Trendelenburgsche Tamponkanüle eingelegt, so wird dieselbe herausgenommen, nachdem der Kranke völlig aus der Narkose erwacht, resp. wieder so weit bei Kräften ist, daß er spontan gehörig expektorieren kann. Das ist teils am Nachmittage des Operationstages, teils erst am Morgen nach der Operation der Fall. Die Tamponkanüle wird alsdann durch eine gewöhnliche Trachealkanüle ersetzt. Letztere bleibt liegen, bis die Wundheilung so weit vorgeschritten ist, daß normale Atmung wieder möglich erscheint. Dieser Zeitpunkt ist natürlich ganz verschieden, je nach der Größe des intralaryngealen Eingriffs, vor allem ist er auch davon abhängig, ob die Larynxwunde wieder vernäht oder ob sie tamponiert worden ist.

Hat man in Lokalanästhesie operiert, so daß das Einlegen einer Tamponkanüle überflüssig erscheint, weil der Kranke ja expektorieren kann, so wird das Herabfließen von Blut und Schleim in die Trachea, besonders nachts während des Schlafes, noch dadurch nach Möglichkeit verhindert, daß der Kopf in abhängige Lage gebracht wird. Sobald es die Kräfte erlauben, wird der Kranke aus dem Bett gebracht, damit er besser expektorieren kann; die abhängige Lage des Kopfes wird aber auch nach dem Aufstehen noch nachts fortgesetzt.

Die Nachbehandlung der Laryngotomiewunde ist einfach, wenn dieselbe völlig genäht worden ist. Ist sie teilweise oder ganz tamponiert worden, so werden die Tampons am 3. oder 4. Tage post op., wenn die durch den Reiz der Operation bedingte Schwellung der Schleimhaut zurückgegangen ist, herausgenommen und eventuell Sekundärnaht vorgenommen. Der sekundären Narbenstenose wird vorgebeugt durch Dilatation mit Schrötterschen Hartgummiröhren oder mittels der O'Dwyerschen Intubation.

Nachbehandlung nach Laryngektomie. Die Einnähungsstelle der Trachea im unteren Wundwinkel muß beim Anlegen des Verbandes freigelassen und des öfteren mit Borwasser abgetupft werden. Hat man, was meist unnötig ist, eine Kanüle eingelegt, so wird dieselbe spätestens nach 3—4 Tagen entfernt,

Es wird nach Möglichkeit 8—10 Tage rectal ernährt, bis wieder ein solider Verschluß der Pharynxwand eingetreten, resp. in den Fällen, wo breit tamponiert wurde, der Zugang zur Pharynxwunde ringsherum durch eine feste Granulationsfläche abgedichtet ist. Ist der Verschluß der Pharynxwunde nach Gluck ausgeführt, also die Pharynxwunde in querer Richtung vernäht und die Hautwunde darüber ebenfalls durch Naht geschlossen, so wird beiderseits seitlich durch Gazestreifen drainiert. Ich rate, diese Drainage ausgiebig zu machen, denn geht die Pharynxnaht auf, so kann nur sofortige ausgiebige Ablenkung der Sekrete den Kranken retten. Deshalb muß auch, gleichgültig nach welcher Methode die Pharynxwunde versorgt wurde, die Hautnaht breit gelüftet werden, sobald die ersten Anzeichen der Insuffizienz der Pharynxnaht — Odor! — eintreten. Ist Nahtinsuffizienz eingetreten, so muß mehrmals täglich verbunden werden; nicht nur äußerlich, sondern es muß auch jedesmal Wechsel der Tampons stattfinden und Xeroform eingeblasen werden.

Bleibt eine größere Pharynxfistel bestehen, so kann sekundär eine Plastik (Methode von Gluck) vorgenommen werden. Ist die Fistel nur klein, so wird während des Trinkens die Fistel mit dem Finger oder mittels einer Pelotte verschlossen. Die Haut um die Fistel herum muß sorgfältig mit Zinkpaste gepflegt werden.

Was nun das Einsetzen eines künstlichen Kehlkopfs betrifft, so scheint die Behandlung desselben so schwierig zu sein, daß man in den meisten Fällen, besonders bei guter Heilung der Pharynxnaht, darauf verzichten kann.

4. Nachbehandlung nach Operation an Pharynx und Oesophagus.

Nachbehandlung nach Pharyngotomia subhyoidea. Die Hauptgefahr ist die Gefahr des Eintretens einer Schluckpneumonie. Deshalb bringt man die Patienten in die rumpfabhängige Lage nach Kocher dadurch, daß man das Fußende des Bettes erhöht. Wenn irgend möglich, bringt man die Kranken 2—3 Tage post op. außer Bett.

Ist zur Verhütung des Eintritts von Blut in den Larynx die Trendelenburgsche Tamponkanüle eingelegt, so wird dieselbe am Morgen des 1. Tages post op. entfernt und eine einfache Trachealkanüle eingelegt. Diese bleibt noch ca. 3 Tage liegen, weil sich des öfteren plötzlich ein Glottisödem entwickeln soll. Die Operationswunde wird nur teilweise genäht und wird ausgiebig drainiert, um die Sekrete des Pharynx bei Undichtwerden der Naht abzuleiten. Die eingeführten Gazestreifen werden gewechselt, sobald sie sich voll Sekret gesaugt haben, also etwa alle 2 Tage.

Die Ernährung geschieht die ersten 8—10 Tage nach Möglichkeit rectal (unterstützt eventuell durch subcutane Kochsalzinfusionen), wenn das nicht möglich ist, mittels Schlundsonde.

Für die Nachbehandlung nach Pharyngotomia lateralis gelten die für die Pharyngotomia subhyoidea gegebenen Regeln.

Nachbehandlung nach Versorgung von Verletzungen und Operationen am Halsteil des Oesophagus. Die Mehrzahl der Chirurgen stellt die Ernährung nach Operationen am Oesophagus sicher durch eine Gastrostomie, welche entweder schon prophylaktisch einige Tage vor der Operation oder gleichzeitig mit dieser ausgeführt ist. Über die Ernährung mittels einer Gastrostomie siehe unter Nachbehandlung nach Gastrostomie. Ist keine Magenfistel angelegt, so ernährt man am besten 8—10 Tage rectal, unterstützt eventuell durch ausgiebige subcutane Kochsalzinfusionen. Ist rectale Ernährung nicht möglich, so wird durch die Oesophaguswunde eine Schlundsonde eingeführt und für einige Tage festgenäht.

Die Operationswunde muß ausgiebig austamponiert werden, um bei Undichtsein der Oesophagusnaht das Eintreten einer Infektion nach Möglichkeit zu verhindern. Die Tampons müssen häufig gewechselt werden, die Haut um die Operationswunde muß gut mit Zinkpaste gepflegt werden.

Sind Fremdkörper aus dem Oesophagus entfernt, so kommt es bisweilen noch längere Zeit nach Entfernung derselben zu Nachblutungen, da die Fremdkörper häufig die Gefäße anpicken.

Kommt es nach Entfernung von Fremdkörpern zur Nachblutung, so bleibt, wenn es nicht schnell gelingt, das blutende Gefäß zu finden, oft nichts anderes übrig, als schnell die Art. carotis communis zu unterbinden.

Operationen an der Schilddrüse. 25

Tritt eine progrediente Halsphlegmone ein, so muß schnell, soweit überhaupt möglich, für Abfluß des Eiters gesorgt werden. Das Auftreten einer Infektion der Pleura muß stets im Auge behalten werden.

5. Nachbehandlung nach Operationen an der Schilddrüse.

Nachbehandlung nach Strumektomie. In den ersten Tagen nach Strumektomie bestehen meist starke Schluckbeschwerden und etwas Heiserkeit infolge des Zerrens an Oesophagus und Trachea; dadurch darf man sich nicht einschüchtern lassen. Die Erscheinungen gehen meist nach 3—4 Tagen wieder fort. Ein leichtes kratzendes Gefühl im Halse ist des öfteren aber noch nach Wochen vorhanden.

Ferner bestehen in den ersten 2—3 Tagen oft nicht unerhebliche Temperatursteigerungen, auch ohne daß Infektion vorhanden ist. Diese Temperatursteigerungen werden zurückgeführt auf Resorption von Schilddrüsensekret während der Operation. Wundbehandlung: Die Haut des Halses ist sehr empfindlich, es dürfen keine scharfen Desinfizientien verwandt werden.

Das oder die Drains werden am 2. Tage post op. entfernt, wenn sich kein flüssiges Blut mehr entleert.

Häufig heilen die Drainstellen sehr langsam zu, das kommt, abgesehen von eventueller Infektion, daher, daß besonders bei Anwendung einer Kropfquetsche kleine Nekrosen am Schilddrüsenstumpf eintreten. Diese Sekretion infolge geringfügiger Nekrosenbildung hört nach ca. 3—4 Wochen meist spontan auf, Excochleationen sind nicht am Platz.

Tritt infolge Mitentfernung von Epithelkörperchen Tetanie ein, so werden Schilddrüsenpräparate verabreicht (Jodothyrin 3—4 mal täglich 0,3).

Nachbehandlung nach Strumektomie wegen Morbus Basedowii. Ganz Vorzügliches zur schnellen Wiederherstellung und vor allem zur Beruhigung der Herztätigkeit leistet eine Therapie, die mir Herr Prof. Neisser, Stettin, vorgeschlagen und die ich seit Jahren mit großem Erfolge angewandt habe, nämlich mehrwöchige Bettruhe und mehrwöchige Verabreichung kleiner Dosen von Morphium; es werden in der 1. Woche post op. 3mal täglich 10 Tropfen einer 1proz. Lösung, in der 2. Woche und eventuell noch etwas länger 3 mal täglich 5 Tropfen dieser Lösung verabfolgt (abgesehen von eventuellen subcutanen Injektionen am 1. und 2. Tage post op. in der Nacht). Es ist erstaunlich, wie sehr sich hierdurch die Herztätigkeit beruhigt.

6. Nachbehandlung nach Thymektomie.

In den ersten Tagen post op. treten häufig erhebliche Temperatursteigerungen auf, die auf Resorption von Thymussubstanz bei der Operation zurückgeführt werden und keinen Grund zur Besorgnis bieten.

Treten Krämpfe oder Atmungsstörungen auf, so werden Prießnitzsche Umschläge um die Brust und kleine Dosen Morphium verordnet.

III. Nachbehandlung nach chirurgischen Eingriffen an der Brust.

1. Nachbehandlung nach Operationen an der Brustdrüse.

Nachbehandlung nach Incision wegen Mastitis purulenta. Ist ausgiebig incidiert, so ist die Nachbehandlung einfach. Es muß die Incisionswunde zunächst breit offen gehalten und die Mamma gehörig suspendiert werden. Auch nach Heilung der Incisionswunde muß fürs erste ein Büstenhalter getragen werden.

Nährt die Kranke, so kann bei nicht zu hohem Fieber das Kind unbedenklich an die gesunde Mamma angelegt werden. Die Milch ist bei hohem Fieber sehr dünn, heiß und wenig wohlschmeckend; wird aber rechtzeitig incidiert, so entfiebert die Kranke schnell, und stellt sich, wenn das Kind an die gesunde Mamma dauernd angelegt worden ist, die normale Konsistenz schnell wieder her. Genügt die Milchmenge aus einer Mamma nicht, so kann ja nebenbei Kuhmilch gereicht werden. Der Vorteil für das Kind, wenn es auch nur teilweise Muttermilch bekommt, ist immer noch groß genug. Auch ist es für die Mutter viel angenehmer, wenn die Milch der gesunden Mamma durch das Kind abgesaugt wird und nicht durch Sauggläser abgenommen werden muß. Das Absaugen, welches etwa 3 mal täglich vorgenommen werden muß, macht leicht Rhagaden.

Nachbehandlung nach Exstirpation von gutartigen Geschwülsten der Mamma. Nach Excision von gutartigen Geschwülsten (Cysten, Adenomen) aus dem Drüsengewebe der Mamma treten öfters erhebliche Nachblutungen aus dem Drüsengewebe auf, auch wenn letzteres sorgfältig durch fortlaufende Catgutnaht umsäumt ist. Diese Nachblutungen können den Heilungsprozeß sehr verzögern. Man legt, um sie zu verhindern, nach der Operation zu beiden Seiten der Operationswunde einen größeren Gazebausch hin und drückt diese beiden Bäusche mit mehreren Heftpflasterstreifen fest in die Tiefe. Hat man das richtig gemacht, so sieht man beim ersten Verbandwechsel 3 Tage post op. die Operationswunde in einer tiefen Grube liegen, d. h. es ist die äußere Haut bereits mit dem Defekt im Drüsengewebe verklebt. Erneutes, wenn auch nicht mehr so kräftiges Eindrücken zweier Gazebäusche.

Der Arm an der kranken Körperhälfte wird bis zur Wundheilung in eine Mitella gelegt.

Nachbehandlung nach Amputatio mammae mit Wegnahme beider Musculi pectorales und Ausräumung der Achselhöhle. Dadurch, daß ein großer Verband angelegt werden muß und eine große Wundfläche über dem knöchernen Thorax vorhanden ist, bestehen zunächst bei jedem Atemzuge erhebliche Beschwerden und Schmerzen, und atmen deshalb die Kranken nur sehr oberflächlich. Es besteht mithin, besonders da die Kranken durch den Blutverlust bei der Operation und durch die lange Narkose geschwächt sind, die Gefahr der Pneumonie. Um dies zu verhindern, muß den Kranken die Atmung nach Möglichkeit erleichtert werden, erstens durch möglichst baldiges Hochsetzen im Bett und zweitens durch Verabreichung von Morphium; man macht, wenn nötig, bald nach dem Aufwachen aus der Narkose eine Einspritzung und wiederholt dieselbe gegen Abend; auch wiederholt man die Einspritzungen nötigenfalls am Tage nach der Operation.

Über die Anlegung des ersten Verbandes ist folgendes zu sagen:

In die Achselhöhle wird reichlich Gaze getan, auf die Brustwunde werden einige glatte Gazeplatten gelegt, und nun wird vorerst die Gaze mit einer breiten Binde behufs Verhinderung von Hämatombildung fest gegen die Wunde, insbesondere gegen die Achselhöhle, angedrückt. Alsdann noch weiteres Auflegen von Gaze, besonders nach dem Rücken hin, wohin Blut und Wundsekret in der Hauptsache hinsickern, ausgiebiges Umwickeln von Watte, so daß auch der Hals völlig eingewickelt ist, Einlegen mehrerer großer Moos- oder Holzwollkissen in die Achselhöhle, bis der Oberarm rechtwinklig vom Körper absteht. Festwickeln des Ganzen mit Gazebinden. Nunmehr Auflegen der Kranken auf eine Beckenstütze und Vervollkommnung des Verbandes am unteren Teil des Brustkorbes derart, daß die Operationswunde auch bauchwärts ausgiebig von sterilem Verbandzeug bedeckt ist. Stärkeverband.

Der größte Wert ist darauf zu legen, daß der Oberarm rechtwinklig vom Körper absteht; es tritt außerordentlich leicht eine Adductionscontractur im Schultergelenk ein, weil die Kranken selbstverständlich viel weniger Schmerzen in der Wunde haben, wenn der Arm dem Thorax dicht anliegt, also immer wieder versuchen, den Oberarm zu adduzieren. Ist einmal eine Adductionscontractur eingetreten, so läßt sich dieselbe kaum wieder beseitigen. Deshalb müssen die dicken Moos- oder Holzwollkissen auch so lange in der Achselhöhle liegen bleiben, bis die Operationswunden verheilt sind, also der Wunsch der Kranken, die Wundschmerzen durch Anziehen des Armes zu mildern, wegfällt. Anderenorts wird die Abduction des Armes besorgt durch einen Extensionsverband, derart, daß der Vorderarm nach der Decke hin suspendiert wird.

Ist die Erhaltung der Beweglichkeit des Schultergelenks bei der Nachbehandlung die eine Hauptsache, so gilt es zweitens, nach Möglichkeit die Bildung eines Hämatoms in der Achselhöhle zu verhüten. Deshalb ist schon oben vermerkt, daß, nachdem am Schluß der Operation in die Achselhöhle reichlich lockere Gaze getan ist, diese mit einer sterilen Binde fest angedrückt werden soll, damit in der Achselhöhle keine toten Räume zurückbleiben. Das Blut, welches sich in der Achselhöhle ansammeln will, soll sich nach vorn durch ein Drain in der Unterschlüsselbeingrube, nach dem Rücken hin durch ein Drain, welches am Vorderrand des M. latissimus dorsi in die Achselhöhle geführt wird, entleeren. Fließt beim ersten Verbandwechsel am 2. oder 3. Tage post op. noch viel Blut oder Serum ab, so werden die Drains etwas gekürzt, aber wieder eingeführt. Auch wird wieder ein Gazebausch energisch gegen die Achselhöhle angedrückt. Zweiter Verbandwechsel etwa am 5. Tage post op.; durch das Drain am Vorderrand des M. latissimus dorsi fließt meist kein Serum mehr heraus, es wird weggetan; das andere Drain bleibt meist noch einige Tage liegen. Am 7. Tage post op. Herausnahme der Fäden; ist die Haut unter großer Spannung vernäht, bleiben die Fäden bis zum 10. Tage liegen.

Hat man einen Teil der Wunde nach Thiersch mit Haut bedecken müssen, so bleibt der erste Verband nach Möglichkeit 7 Tage liegen.

Erstes Aufstehen etwa am 12. Tage post op.

Nach Heilung der Wunden leichte Massage des ganzen Armes der betreffenden Körperhälfte wegen der stets eintretenden, mehr oder minder hochgradigen Lymphstauung (Folge der Drüsenexstirpation). Passive und aktive Bewegungen des Schultergelenks; am bequemsten und schmerzlosesten für die Kranken ist folgendes Verfahren: Über eine Rolle, die an der Decke angeschraubt ist, wird ein Strick gelegt, an dessen Enden sich je ein Handgriff befindet. Die Kranke zieht sich nun mit dem gesunden Arm den kranken in die Höhe.

Aus kosmetischen Gründen wird eine Prothese beschafft, eine mit Luft aufzublasende Halbkugel aus Gummi, die in eine Tasche an der Innenfläche der Korsetts hineingesteckt wird. Diese Prothese aus Gummi hitzt etwas, viele Kranke bevorzugen deshalb eine größere Gazerüsche, die ebenfalls in die Tasche an der Innenfläche des Korsetts hineingesteckt wird.

2. Nachbehandlung nach Operationen an der Brustwand.

Nachbehandlung nach ausgiebigen Rippenresektionen. Sind größere Stücke des knorpeligen oder knöchernen Teils mehrerer Rippen reseziert behufs Beseitigung des „starren Thorax", behufs Entknochung des Brustkorbes, damit die Lunge kollabieren kann usw., so besteht infolge starker Wundschmerzen (die Rippenstümpfe verschieben sich dauernd bei der Atmung) Unfähigkeit, tief zu atmen. Infolgedessen besteht natürlich große Gefahr des Auftretens einer Pneumonie. Dem kann nur entgegengewirkt werden durch reichliche Darreichung von Morphium (per os oder subcutan) während der ersten Tage post op. Auch wenn der Puls klein und frequent ist, darf von dieser systematischen Behandlung mit Morphium nicht abgegangen werden; sehr oft beruhigt sich die Herztätigkeit in demselben Maße, wie die Atmung sich vertieft. Behufs Erleichterung der Atmung müssen die Kranken ferner baldigst nach Möglichkeit im Bett hochgerichtet werden.

Nachbehandlung nach Brustwandresektion wegen malignen Tumors. Bei der Exstirpation bösartiger Tumoren der Brustwand (Rippen oder Brustbein) muß meist der benachbarte Teil der Pleura parietalis mitexstirpiert, also die Pleurahöhle eröffnet werden. Es entsteht nach diesen Operationen fast stets ein sero-hämorrhagisches Pleuraexsudat, das geringes Fieber mit sich bringt, im übrigen aber meist unbedenklich ist. Die Menge des Exsudats ist meist nicht sehr groß. Nach Sauerbruch resorbiert sich das Exsudat in der Regel spontan. Ich persönlich habe das Exsudat, wenn nach 4—5 Tagen noch Fieber bestand, von der Axillarlinie aus punktiert. Im übrigen ist die Wundbehandlung, da die Mehrzahl der Chirurgen heutzutage die Operationswunde völlig vernäht, meist höchst einfach.

Genau wie es eben bei der Nachbehandlung nach ausgiebigen Rippenresektionen beschrieben ist, besteht nach Resektion von Brustwandtumoren infolge starker Schmerzen beim Verschieben der Knochenstümpfe bei der Atmung Unfähigkeit, tief zu atmen. Es muß, um die Entstehung einer Pneumonie zu verhüten, in den ersten Tagen post op. ausgiebiger Gebrauch von Morphium gemacht werden, auch wenn erhebliche Beschleunigung des Pulses besteht.

3. Nachbehandlung nach Eröffnung der Pleurahöhle wegen Empyem.

Man passe gut auf den Puls auf, da mitunter schwere Kollapse eintreten, wenn die Kranken sich schon wieder im Bett befinden.

Sehr häufig klagen die Kranken sowohl in den ersten Tagen als auch späterhin über heftige Schmerzen vorn in der Brust, weil die vorderen Enden der Drains gegen die Lunge anstoßen; sind diese Schmerzen heftig, so werden die Drains etwas gekürzt. Ferner klagen viele Kranken darüber, daß sie nicht auf dem

Rücken liegen können; das kommt oft daher, daß die durch die Drains gestochenen Sicherheitsnadeln nicht genügend mit Gaze unterpolstert sind. Das Durchstechen von Sicherheitsnadeln durch die Drains ist aber dringend notwendig. Ich habe mehrmals erlebt, daß nach Empyemoperationen Fisteln zurückblieben, als deren Ursache ein langes Drain ohne Nadel zum Vorschein kam.

Die bei der Operation eingelegten Drains bleiben zunächst (etwa eine Woche lang) unverändert liegen; nimmt man sie gleich bei den ersten Verbandwechseln heraus, um sie durchzuspülen, so gelingt es fast nie, sie wieder in die richtige Lage zurückzubringen, wodurch die ausgiebige Drainage gefährdet wird. Sind die Drains in der ersten Woche post op. einmal sehr verstopft, so kann man mit etwas Borwasser (kein Lysol!) vorsichtig durchspülen. Im übrigen aber bin ich kein Freund von Spülungen der Pleurahöhle; sie greifen die Kranken sehr an und kommen meines Erachtens höchstens in Betracht bei überaus stinkenden Empyemen mit profuser Sekretion, die die ganze Pleurahöhle ergriffen haben. Sehr gefährlich sind die Spülungen zweifellos bei den Fällen, in denen Empyeme durch Perforation von wandständigen Abscessen der Lunge indiziert sind resp. bei denen Empyeme mangels Abflusses dicht davorstanden, in die Lunge zu perforieren.

Mit die größte Hauptsache bei der Nachbehandlung der Empyeme ist die schnelle Kürzung der Drains, damit die Lunge sich rasch wieder ausdehnen kann. Schon 3—4 Tage post op. kann man in der Regel die Drains um 1—2 cm kürzen, nach weiteren 3 Tagen wiederum usw. Keinesfalls aber darf man die Drains weglassen, solange sich noch flüssiger dicklicher Eiter entleert; es genügt zuletzt ein 3—4 cm langes Drain, um den Abfluß des Eiters zu sichern. Im allgemeinen besteht 4—5 Wochen post op. nur noch eine äußere Weichteilwunde.

Ist die Operationswunde verheilt, so beginnt man mit Atemübungen, hauptsächlich der Art, daß durch starkes Nachhintenschlagen beider Arme der Brustkorb geweitet wird. Das wird erleichtert durch sog. Atmungsstühle; doch muß man bei deren Beschaffung sehr vorsichtig sein, bei einer ganzen Anzahl derselben ist es gar nicht möglich, die Arme horizontal so weit nach hinten zu führen, daß auch wirklich eine ausgiebige Weitung des Thorax zustande kommt. Empfehlenswert ist ein von der Zentrale für ärztlichen und Hospitalbedarf in Berlin konstruierter Atmungsstuhl (Katalog Liste VI, Nr. 10002), bei dem wirklich eine genügende Ausdehnung des Brustkorbes erzielt wird. In neuerer Zeit wird vielfach die Wiederausdehnung der Lunge beschleunigt durch Anwendung des Druckdifferenzverfahrens, indem bei jedem Verbandwechsel die Lunge durch komprimierte Luft oder Sauerstoff entfaltet und gegen die Brustwand gedrängt wird. Es soll hierdurch häufig zu schneller Verklebung der Lunge mit der Brustwand und damit zu rapider Heilung des Empyems kommen. Es ist aber klar, daß bei durch virulente Bacillen verursachten Empyemen das Verfahren leicht dazu führen kann, daß sich mehrere abgekapselte Eiterhöhlen bilden, die man dann nicht mehr beherrschen kann; für jede Absceßbehandlung gilt doch schließlich der Satz: ausgiebig drainieren. Wird die Kürzung der Drains im richtigen Tempo, wie ich es oben geschildert habe, ausgeführt, so ist, wie gesagt, meist in 4 Wochen die Absceßhöhle obliteriert.

4. Nachbehandlung nach Operationen an der Lunge.

Nachbehandlung nach Versorgung von Verletzungen der Lunge. Die Wundbehandlung ist meist einfach, da die Mehrzahl der Chirurgen heutzutage die Operationswunde völlig vernäht. Tritt eine Infektion der Pleurahöhle ein, so wird dieselbe von der hinteren Achselhöhlenlinie aus in der üblichen Weise angegangen; tritt eine Infektion ein entlang dem bei der Verletzung entstandenen Wundkanal zur Lunge hin, so wird die Operationswunde entsprechend gelüftet und sekundär drainiert.

Da nach der Verletzung an sich und nach der Operation erst recht häufig starke Herzschwäche besteht, muß entsprechend mit Campherinjektionen und Kochsalzinfusionen behandelt werden.

Nachbehandlung nach Eröffnung von Lungenabscessen, Gangränhöhlen, bronchiektatischen Cavernen. Das in die Absceßhöhle eingelegte Drain darf zunächst bei den Verbandwechseln nicht herausgenommen werden, weil es meist nicht wieder gelingt, es in die alte Lage zurückzubringen, wodurch dann die Ableitung des Eiters gefährdet wird. Eine Herausnahme des Drains ist zunächst nur statthaft, wenn es völlig von eingedicktem Sekret erfüllt ist. Ein Durchspülen durch das Drain ist nicht statthaft, weil die Spülflüssigkeit in den Bronchialbaum gelangen muß.

Ist einzeitig operiert, so dürfen die Gazestreifen, die ringsherum zur Abdichtung der Pleurahöhle eingelegt sind, erst nach 6—7 Tagen entfernt werden; innerhalb dieses Zeitraumes kann im allgemeinen auf Abschluß der Wunde gegen die Pleurahöhle durch Adhäsionsbildung gerechnet werden.

Das oder die Drains werden langsam gekürzt; das Tempo des Kürzens ergibt sich von selbst dadurch, daß sich die Wände der Eiterhöhle in der Tiefe zusammenlegen und das Drain herausdrängen.

Kommt es zu stärkeren Blutungen aus der Absceßhöhle gleich bei der Operation oder, was nicht selten ist, späterhin, so wird die Absceßhöhle fest austamponiert.

Da meist eine erhebliche Bronchitis besteht, müssen von vornherein Expektorantien verabfolgt werden.

Stellt sich trotz sorgfältiger Abstopfung eine Infektion der Pleurahöhle ein, so wird dieselbe in der üblichen Weise je nach der Art des Exsudats behandelt.

5. Nachbehandlung nach Versorgung einer Verletzung des Herzens.

Die Wundbehandlung ist meist einfach, da die Mehrzahl der Chirurgen heutzutage die Operationswunde völlig vernäht. Wird aber ein Streifen oder ein Drain ins Perikard zur Drainage eingeführt, so werden dieselben am 4.—5. Tage post op., mangelnde Infektion vorausgesetzt, entfernt.

Gefahr droht
1. durch Versagen der Herzkraft,
2. durch Infektion der Pleura- und Perikardialhöhle.

ad 1. Es müssen reichlich Kochsalzinfusionen gemacht und darf mit Campher, Coffein nicht gespart werden. Doch muß stets auch daran gedacht werden, daß bei starker Dyspnöe auch eine Morphiuminjektion oft Wunder tut, ungefährlich ist und im Gegenteil herzkraftsparend wirkt.

ad 2. Treten die Zeichen eines Exsudats in der Pleurahöhle auf, so wird im achten Intercostalraum in der hinteren Achselhöhlenlinie punktiert und je nach der Art des Exsudats punktiert oder pleurotomiert.

Die Nachbehandlung der wegen Herzverletzung Operierten ist meist eine recht langwierige. Es dauert meist außerordentlich lange, bis die Kranken sich richtig erholen und wieder leichtere Arbeiten übernehmen können. Sehr lange bestehen Dyspnöe und blasses Aussehen. Es empfiehlt sich deshalb prinzipiell lange Bettruhe, gute Pflege und Nachkuren in einem Erholungsheim.

IV. Nachbehandlung nach Bauchoperationen.
A. Nachbehandlung nach Operationen in der Bauchhöhle.
Allgemeiner Teil.
Allgemeine Ratschläge für die Nachbehandlung nach Operationen in der Bauchhöhle.

1. **Es müssen Herztätigkeit und Atmung gut beaufsichtigt werden.** Gegebenenfalls Stärkung der Herztätigkeit in energischer Weise durch längere Zeit fortgesetzte Injektionen von Coffein und Campher und durch Kochsalzinfusionen, in der Art, wie es im allgemeinen Teil des Buches S. 2 beschrieben ist.

Um dem Kranken die Expektoration zu erleichtern, wird er baldmöglichst post op. mit erhöhtem Oberkörper gelagert; auf diese erhöhte Lagerung ist besonders Wert zu legen, wenn die Schleimabsonderung sehr reichlich ist.

Zu verwerfen sind bei Laparotomierten Perkussion und Auscultation am Rücken, wie sie von Anfängern gern und oft ausgeführt werden, sobald eine Bronchitis sich bemerkbar macht resp. wegen Auftretens von Fieber im Verein mit dem Vorhandensein von Husten und Auswurf Verdacht auf Pneumonie besteht. Genützt wird dem Kranken durch Feststellung des Sitzes der Bronchitis und Pneumonie gar nichts, wohl aber ist das wiederholte Aufrichten und Vorbeugen des Rumpfes zur Untersuchung schädlich. Vor allem auch muß dringend davor gewarnt werden, Temperatursteigerungen, die in den ersten Tagen post op. auftreten, auf eine vorhandene Bronchitis zu beziehen; treten in den ersten Tagen post op. Temperatursteigerungen auf, so sind diese in der überwiegenden Mehrzahl der Fälle, auch wenn Bronchitis mit reichlicher Sekretbildung vorhanden ist, auf

Operationen in der Bauchhöhle. Allgemeine Ratschläge.

Störungen der Wundheilung, und zwar weit mehr auf Bildung von Hämatomen als auf Suppuration zurückzuführen. Deshalb Verbandwechsel, wenn post op. Temperatursteigerungen auftreten, nicht Perkussion und Auscultation.

Mit der Verabreichung von Expektorantien in den ersten Tagen nach der Laparotomie sei man vorsichtig, besonders wenn die postnarkotische Brechneigung länger anhält. 3—4 Tage post op. kann im allgemeinen Infus. ipecac. in der üblichen Dosis gegeben werden.

2. Es muß die Darmtätigkeit in Gang gehalten werden. Man macht die ersten 4 Tage post op. morgens und abends je eine Glycerineinspritzung in den Mastdarm (15 g Glycerin), legt eventuell zwischendurch mehrmals ein Darmrohr auf eine halbe bis ganze Stunde ein. Können die Kranken Nahrung zu sich nehmen, so wird die Entleerung der Darmgase befördert durch Trinken von Kümmeltee. Auch das Auflegen eines Thermophors auf den Leib wirkt peristaltikanregend. Am 5. Tage post op. wird morgens nüchtern ein Abführmittel (ein Glas Bitterwasser oder ein Eßlöffel Ol. ricini) verabfolgt, späterhin ist, solange die Kranken bettlägerig sind, meist jeden zweiten Tag Nachhilfe mit einem Teelöffel Karlsbader Salz notwendig.

Kommt in den ersten Tagen post op. die Darmtätigkeit durch Einspritzungen von Glycerin, Einlegen des Darmrohrs usw. nicht in Gang, so wird ausgiebiger Gebrauch von hohen Einläufen gemacht; wird dem Wasser etwas Seife und Öl zugesetzt, so wird fast stets Erfolg erzielt, wenn es sich nicht um irreparable Darmlähmung im Endstadium der Peritonitis handelt.

3. Ernährung nach Laparotomien. Die ersten 4 Tage post op. wird flüssige Nahrung gegeben. Am besten vertragen werden zunächst kalter, ungesüßter Tee und Rotweinwasser; späterhin wird kalte Milch und Citronenwasser gereicht. Mit dem Hineintun von kleinen Eisstückchen in die Nahrung (dem dringendsten Wunsch der Kranken!) sei man vorsichtig; wird viel Eis geschluckt, so nimmt der Magen späterhin eventuell warme Getränke nicht an. Am besten ist es, man kommt ganz ohne das Hineintun von Eisstückchen in die Getränke aus. Ist wenig Brechneigung vorhanden, so wird am zweiten Tage post op. schon etwas warme Milch gereicht. Dringend zu warnen ist vor der Verabfolgung von Bouillon in den ersten Tagen, ebenfalls

ist die Darreichung von kohlensäurehaltigen Getränken, auch in abgestandenem Zustande, zu verbieten. Am 4. Tage post op. können bei ungestörtem Krankheitsverlauf schon 1—2 Zwiebäcke, eventuell auch etwas Weingelee gegeben werden.

Die Nahrungsmenge regelt sich wie folgt:

Am 1. und 2. Tage post op. wird die Nahrung meist nur schluckweise gereicht; ist keine Brechneigung mehr vorhanden, so wird entsprechend den üblichen 5 Mahlzeiten am Tage je 1 Schnabeltasse voll Flüssigkeit ans Bett gestellt, die bis zur nächsten Mahlzeit ausreichen muß. Eine weitere Schnabeltasse darf über Nacht getrunken werden. Wird diese Nahrungsmenge gut vertragen, so kann pro Mahlzeit $1/_2$—1 Schnabeltasse zugelegt werden.

Am 5. Tage post op., wenn durch Abführmittel per os (siehe sub 2) Abfuhr erzielt ist, wird mit fester Ernährung begonnen. Es werden gereicht:

Am 5. Tage etwas Suppe mit Nudeln, Graupen, ferner etwas Kompott oder Speise.

Am 6. Tage kleine Portionen Kartoffelbrei, Gemüse, etwas geschabtes Fleisch oder gewiegtes leichtes Geflügel oder Kalbfleisch, Kalbsmilch.

Alsdann, wenn diese Speisen gut vertragen werden, regelt sich die Ernährung in der 2. Woche post op. etwa wie folgt:

1. Frühstück: Kaffee und 1—2 Buttersemmeln resp. Zwieback.
2. Frühstück: Bouillon, Weißbrot, belegt mit Zunge, zartem Braten, Ei, gehacktem Fleisch.
Mittag: 1. Suppe mit Einlage, 2. Kartoffelbrei, 3. Kalbsbraten oder Geflügel oder Kalbsmilch oder Lungenhaschee; 4. etwas Gemüse, Kompott, Speise.
Vesper: Kaffee und 1—2 Buttersemmeln resp. Zwieback.
Abendbrot: Suppe oder Milch, belegtes Weißbrot wie zum 2. Frühstück.

4. Wundbehandlung. Sind die Bauchdecken vernäht, so ist die Wundbehandlung einfach. Aufpassen auf subcutane Hämatome; Herausnahme der Fäden am 7. Tage post op. Steht die Naht unter Spannung, so werden die Fäden erst am 10. Tage entfernt. Nach Herausnahme der Fäden Verbände mit Borsalbe, um Borkenbildung mit Sekretverhaltung zu vermeiden.

Operationen in der Bauchhöhle. Allgemeine Ratschläge.

Schwieriger ist die Wundbehandlung, wenn die Bauchhöhle mehr oder minder ausgiebig tamponiert oder drainiert ist. Eine Bewertung der verschiedenen Methoden der Drainage der Bauchhöhle an dieser Stelle zu geben, entspricht nicht dem Zwecke des Buches. Sind Gazestreifen oder große Gazebeutel nach v. Mikulicz eingeführt, so bleiben dieselben 7 Tage liegen. Alsdann Aufweichen der Gaze mit Wasserstoffsuperoxyd, langsames Herausziehen; in die linke Hand wird der Streifen genommen, in die rechte Hand eine anatomische Pinzette oder ein Tupfer, um an dem Streifen festhaftende Intestina abzustreifen. In die Wundhöhle wird alsdann wieder locker ein Gazestreifen eingeführt. Ein früheres Herausnehmen der Gazestreifen, etwa am 5. Tage post op., ist nur dann angezeigt, wenn höheres Fieber und Schmerzen eine Eiterretention anzeigen. Die Gaze wird alsdann durch Drains ersetzt.

Eingelegte Drains müssen unbedingt 7—10 Tage unverändert liegenbleiben; nimmt man sie früher zum Durchspülen heraus, so gelingt es fast nie, sie wieder in die richtige Lage zurückzubringen, wodurch natürlich die ausgiebige Drainage gefährdet wird. In demselben Maße wie die Eiterung nachläßt und die Intestina sich in der Tiefe wieder aneinander legen, werden die Drains spontan nach und nach ausgestoßen, und werden sie dann in gleichem Tempo gekürzt. Nach ca. 10 Tagen hat sich stets ein richtiger Kanal um die Drains herum gebildet, so daß man sie nunmehr unbesorgt zum Ausspülen herausnehmen kann. Ende der 2., Anfang der 3. Woche post op. kann man die ursprünglich eingelegten Drains meist durch dünnere ersetzen. Die Drains müssen unbedingt so lange liegenbleiben, als noch flüssiger Eiter abgesondert wird.

5. **Aufstehen nach Laparotomien.** In früheren Jahren ließ man prinzipiell Laparotomierte 2—3 Wochen im Bett liegen. Neuerdings lassen viele große Kliniker die Laparotomierten schon am 2.—3. Tage post op. aufstehen, vor allem um Embolien zu vermeiden. Es stützt sich diese Maßnahme in der Hauptsache auf die Annahme, daß die Embolien in der überwiegenden Mehrzahl der Fälle durch Störungen des Kreislaufs, nicht durch Infektion herbeigeführt werden. Die Operierten sollen sich viel schneller erholen, und sollen auch Komplikationen seitens der Lunge seltener sein.

Ich gehöre zu der Minorität derjenigen, die die Laparotomierten im Prinzip nach wie vor 14 Tage liegen lassen,

1. weil ich auf Grund klinischer Erfahrungen der Ansicht bin, daß die Infektion beim Zustandekommen der Embolie doch oft eine erhebliche Rolle spielt;
2. weil häufig genug Komplikationen (vereiterte Hämatome z. B., Auseinandergehen von Hautnähten) doch sekundär wieder zu Bettruhe führen müssen;
3. weil ich überzeugt bin, daß unter Spannung stehende Nähte (z. B. Fasciennähte) durch zu frühe Belastung aufplatzen können, platzen doch oft genug durch einen tüchtigen Hustenstoß die ganzen Kanalnähte beim Bassini auf.

Der Beweis, daß die Festigkeit der Bauchnarbe mindestens 5 Jahre post op. bei Patienten, die man hat früh aufstehen lassen, die gleiche ist wie bei Patienten, die 14 Tage zu Bett gelegen haben, ist meines Erachtens noch nicht erbracht. Zu denken gibt die Tatsache, daß eine Reihe von Geburtshelfern das frühe Aufstehen nach Entbindungen, das im Anschluß an das Frühaufstehen nach Laparotomien eingeführt wurde, bald wieder verlassen haben, weil die Involution der Genitalorgane wohl doch nicht die gute war wie früher.

Daß man alte Leute mit schlechter Herztätigkeit und Lungenaffektionen, bei denen Laparotomien nötig waren, nicht 14 Tage liegen läßt, sondern baldmöglichst wenigstens für kurze Zeit täglich einmal in den Lehnstuhl setzt, ist ganz selbstverständlich.

6. **Verhütung und eventuelle Behandlung der akuten Magendilatation.** Ist noch am 1. und 2. Tage post op. andauernd Brechen und Brechneigung vorhanden, so mache man ausgiebigen Gebrauch von Magenspülungen; lieber eine Spülung zuviel wie eine zuwenig. Wird der Magenspülung großer Widerstand entgegengesetzt, so kann die Festigkeit der Bauchnarbe gefährdet werden; in solchen Fällen begnügt man sich mit der Aushebung ohne Spülung.

Kommt es zum Auftreten der akuten Magendilatation, so werden ausgiebige Spülungen mit 30—40 Litern Flüssigkeit 1—2mal täglich vorgenommen, gegebenenfalls 3—4 Tage hintereinander; der Kranke wird auf die rechte Seite gelagert. Reichliche Kochsalzinfusionen halten die Körperkräfte aufrecht.

Wer stets an das Krankheitsbild der akuten Magendilatation denkt, wird dasselbe nicht übersehen. Noch 1911 in einer Arbeit von Payer in den Mitteilungen aus den Grenzgebieten der inneren Medizin und Chirurgie findet sich die Angabe, daß noch viele Chirurgen das Krankheitsbild erst kennen lernen, wenn sie eine Autopsie erlebt haben. Sorge jeder dafür, daß er so traurige Erfahrungen nicht zu machen braucht. Die akute Magendilatation heilt stets, wenn sie rechtzeitig erkannt ist.

7. **Verhütung der postoperativen Parotitis.** Schon vor der Operation, vor allem vor Operationen an den Gallenwegen, und möglichst bald nach der Operation muß ausgiebig mit Wasserstoffsuperoxyd gegurgelt werden. Es muß angenommen werden, daß die Parotitis sehr oft durch Zersetzungen in der Mundhöhle erzeugt wird.

8. **Beschaffung von Leibbinden.** Die Beschaffung einer Leibbinde ist im allgemeinen nur nötig, wenn die Bauchdeckenwunde nicht vernäht worden, sondern per secundam geheilt ist. Außerdem kann eine Leibbinde Gutes leisten bei Frauen mit Hängebauch, und ist die Beschaffung einer Binde mitunter angebracht bei sehr ängstlichen Menschen. Die Binden müssen die Bauchdeckennarben ausgiebig bedecken; entsprechend der Narbe wird eine nicht zu feste, der Größe der Narbe entsprechende Pelotte beschafft, die an der Innenfläche der Binde festgenäht wird. Schenkelriemen sind unbedingt notwendig, auch wenn sie den Leuten unbequem sind. Die Binden werden über dem Hemde getragen.

9. **Verhaltungsmaßregeln nach Abschluß des Heilverfahrens.** Es sind für mindestens ein Vierteljahr alle schwereren Arbeitsleistungen und jeglicher Sport zu verbieten.

Spezieller Teil.

1. Nachbehandlung nach Operationen wegen Erkrankung des Bauchfells.

Nachbehandlung nach Operation der diffusen eitrigen Peritonitis. Es kommt darauf an:

1. Die Herzkraft zu heben und die Einwirkungen der Toxine auf den ganzen Körper zu paralysieren:

Man macht sofort nach der Operation möglichst noch in der Narkose eine subcutane Kochsalzinfusion (1 Liter), wiederholt diese Infusion ev. noch am Abend des gleichen Tages und die nächsten 2—3 Tage (vgl. S. 2). Werden die Einspritzungen sehr unangenehm empfunden, so macht man den sogenannten Tröpfeneinlauf ins Rectum nach Katzenstein; es wird ein Darmrohr eingeführt und nun tropfenweise warme Kochsalzlösung eingelassen, derart, daß in ca. 12 Stunden 1 Liter Flüssigkeit einläuft. Das Warmhalten der Flüssigkeit gelingt am besten mit Hilfe eines von der Isolagegesellschaft, Berlin, hergestellten Apparates. Dieser permanente Kochsalzeinlauf erspart die Schmerzen der subcutanen Infusion, führt dem Körper dauernd warme Flüssigkeit zu, wirkt ernährend und durstlöschend. Unangenehm ist das lange Liegen des Darmrohrs, welches oft starken Stuhldrang verursacht; diesen Drang kann man ev. dadurch mildern, daß man an Stelle des Darmrohrs einen weichen männlichen Katheter benutzt. Ferner können viele Menschen die eingelassene Flüssigkeit nicht halten, und schließlich ist das Verfahren sehr oft unmöglich wegen der hochgradigen motorischen Unruhe der an Peritonitis Erkrankten.

Neben dem ausgiebigen Gebrauch von Kochsalzinfusionen werden reichlich Einspritzungen von Coffein und Campher gemacht (vgl. S. 2). Diese Einspritzungen werden tagelang fortgesetzt, solange überhaupt noch Hoffnung auf Erhaltung des Lebens besteht.

2. kommt es darauf an, die Darmtätigkeit in Gang zu bringen: Es gelten zunächst die allgemeinen, S. 35 aufgestellten Regeln.

Tritt völlige Darmparalyse ein, so ist das ein Zeichen, daß die Krankheit unhaltbar fortschreitet. Vielfach werden zum Ingangbringen der Darmtätigkeit bald nach der Operation Injektionen von Physostigmin gemacht (Phys. salicyl. 0,01 : 10,0, davon 1 ccm pro dosi subcutan 1—2mal täglich). Es ist nicht zu leugnen, daß das Mittel stark peristaltisch wirkt. Aber es ist ein starkes Gift, das meines Erachtens nur bei noch guter Herztätigkeit angewandt werden darf; ich habe mehrmals erlebt, daß 10 Minuten nach der Einspritzung prompt reichlich Flatus, aber auch zu gleicher Zeit die Seele ausgehaucht wurden. Seitdem verwende ich das Mittel nicht mehr.

In gleicher Absicht wie Physostigmin wird in neuerer Zeit auch das Hormonal eingespritzt; doch sind auch mit diesem Mittel wiederholt schwere Intoxikationen zustande gekommen. — Ich bediene mich zur Wiederbelebung der Darmtätigkeit ausschließlich der Anregung des Darms per rectum in der Weise, wie es S. 35 beschrieben ist. Glycerineinspritzungen wechseln ab mit Einlegen des Darmrohrs; hilft alles nichts, wird ausgiebiger Gebrauch von hohen Einläufen (mit Seifenwasser und Öl) gemacht. Am 6. Tage post op. wird ein Abführmittel per os (1 Glas Bitterwasser oder 1 Eßlöffel Ricinus) gegeben.

3. darf bei Erbrechen nicht mit Magenspülungen gespart werden; man mache sie 1—2 mal täglich und spüle ausgiebig Flüssigkeit durch.

4. muß für ausreichende Ernährung gesorgt werden.

Solange die Brechneigung besteht, ist an eine Ernährung per os nicht zu denken. Schon der Ernährung wegen muß von subcutanen Kochsalzinfusionen resp. von dem Einlauf nach Katzenstein, der oben beschrieben, ausgiebig Gebrauch gemacht werden. Auch Nähreinläufe 2—3 mal täglich müssen gemacht werden. Sobald die Kranken keine Brechneigung mehr haben, beginne man mit flüssiger Ernährung per os. Am besten werden zunächst kalter, ungesüßter Tee ohne Milch und stark verdünnter Rotwein vertragen. Im übrigen regelt sich, wenn diese Getränke schluckweise vertragen werden, die Ernährung genau so wie S. 35/36 beschrieben.

5. müssen die Schmerzen und die bei Peritonitis im Höhestadium stets bestehende hochgradige Unruhe bekämpft werden.

Man geniere sich nicht, trotz schlechten Pulses, ausgiebig Gebrauch von Morphiuminjektionen zu machen. Ist der Kranke gleich nach dem Aufwachen aus der Narkose sehr unruhig, was häufig der Fall ist, kann sofort eine Injektion gemacht werden. Die Injektion kann am Abend des Operationstages und, wenn nötig, in der folgenden Nacht wiederholt werden.

6. muß die Nachbehandlung der Wunden sorgfältig ausgeführt werden.

Es gelten zunächst die S. 36 gegebenen allgemeinen Regeln.

Damit der Eiter gut durch die Drains abläuft, werden die Kranken mit dem Oberkörper möglichst hoch gelagert und wird ev. das Kopfende des Bettes durch Unterstellen von Holzklötzen erhöht.

Sind Gazestreifen eingeführt, so werden sie in der üblichen Weise am 7. Tage post op. extrahiert. Alsdann werden in die

Wundhöhlen wieder schmale Streifen eingeführt. Die Öffnungen der Wundhöhlen müssen breit offen gehalten werden, bis die Eitersekretion versiegt und die Höhlen sich in der Tiefe gleichmäßig geschlossen haben.

Ein Durchspülen durch die eingeführten Drains in der Nachbehandlung erscheint mir zwecklos, mag man zu den Ausspülungen der Bauchhöhle bei Peritonitis an sich stehen wie man will, denn es kommt in der Bauchhöhle meist so schnell zu ausgedehnten Verklebungen um die Drains herum, daß für die Spülflüssigkeit wenig Spielraum bleibt. Ich spüle höchstens, wenn in der ersten Woche post op., also in der Zeit, wo die Drains unverändert liegen bleiben sollen, die Drains stark verstopft zu sein scheinen.

Im Anfang ist das aus der Bauchhöhle kommende Sekret oft schwärzlich verfärbt und bröcklich; besonders letztere Eigenschaft führt den Anfänger oft zu der Meinung, es sei eine Kotfistel vorhanden. Man ängstige sich nicht unnötig ab, auch wenn 14 Tage lang sich etwas bröckliges, übelriechendes Sekret entleert.

Im allgemeinen sind die Wundhöhlen an sich in 4—5 Wochen soweit verheilt, daß nur noch oberflächliche Wunden bestehen.

7. muß auf das Auftreten eines Adhäsionsileus geachtet werden.

Derselbe tritt durchaus nicht immer, wie man in Lehrbüchern lesen kann, erst in der 2. Woche post op., sondern häufig schon am 4.—5. Tage post op. auf. Ist er rechtzeitig erkannt, so wirken 1—2 Injektionen von $^1/_2$ mg Atropin. sulf. oft Wunder.

8. muß auf das nachträgliche Auftreten umschriebener Abscesse geachtet werden.

Treten nach der ersten Entfieberung erneut Temperatursteigerungen auf, so untersuche man vor allem, ob ein subphrenischer oder ein Douglasabsceß vorhanden ist.

9. muß auf das Auftreten von Kotfisteln geachtet werden.

Tritt eine Dickdarmfistel auf, so wird ausgiebig drainiert, damit der Kot austreten kann. Oft schließen sich Dickdarmfisteln von selbst. Tritt keine Spontanheilung ein, so muß mit der Operation so lange gewartet werden, bis die Darmschleimhaut ringsherum mit der äußeren Haut verwachsen und im übrigen völlige Wundheilung eingetreten ist.

Stellt sich eine Dünndarmfistel ein, so sehen die Kranken meist dem Hungertode entgegen, wenn es nicht gelingt, Abhilfe zu schaffen. Das Zweckmäßigste ist, einen Medianschnitt zu machen und eine Umgehung der Fistel durch Enteroenterostomie herzustellen.

Anhang.

Bei Peritonitis durch Perforation eines Magen- oder Duodenalulcus geschieht die Ernährung mindestens 7 Tage per rectum mit Hilfe des Katzensteinschen Kochsalzeinlaufs und mit Hilfe von subcutaner Infusionen von Kochsalz. Manchenorts wird eine Jejunostomie angelegt.

Nachbehandlung nach Incision eines subphrenischen Abscesses. Die Entfieberung nach der Incision läßt mitunter trotz guter Drainage mehrere Tage auf sich warten.

Sind zur Abdeckung der Pleurahöhle Gazestreifen eingelegt, so bleiben dieselben 7 Tage unverändert liegen.

Zur Drainage bedient man sich meist zweier nebeneinander liegender Drains. Das Einlegen zweier, nicht zu dünner Drains (statt nur eines Drains) ist schon deshalb sehr vorteilhaft, um den Zugang zur Absceßhöhle in der ersten Zeit breit offen zu halten. Die Drains bleiben mindestens 7 Tage unverändert liegen, weil es zunächst außerordentlich schwer ist, sie wieder in die richtige Lage zurückzubringen. In demselben Maße, wie sich die Absceßhöhle in der Tiefe schließt, werden die Drains spontan ausgestoßen und können entsprechend gekürzt werden. Nach 7 Tagen verengt sich der Wundkanal meist so, daß ein Drain herausgenommen werden muß.

War die Pleurahöhle vor der Incision nicht fest abgeschlossen, so muß gut auf eventuelle Infektion derselben Obacht gegeben werden. Entsteht ein seröses Exsudat, so wird es punktiert, entsteht ein Empyem, so wird es in der üblichen Weise nach Resektion eines Stückes der 8. Rippe incidiert.

Nachbehandlung nach Incision eines Douglasabscesses. Hat man vom hinteren Scheidengewölbe aus incidiert, so wird ein dickes Drain in die Absceßhöhle eingelegt. Dieses bleibt 7 Tage liegen, Spülungen durch das Drain sind nicht angebracht. Um das Drain herum legt man in die Scheide einen Gazestreifen, der alle 2 Tage gewechselt werden muß. Wird beim Stuhlgang das Drain mit ausgepreßt, was des öfteren passiert, so erweitert man die Incisionsöffnung mit der Kornzange und führt das Rohr wieder ein. Länger als 7 Tage darf man das Drain im allgemeinen nicht liegen lassen; meist bleibt die Incisionsöffnung nach Herausnahme des Drains noch einige Tage so weit offen, daß der Eiter abfließen kann, und bedarf es nunmehr nur der Sauberkeit wegen noch einiger Scheidenspülungen. Treten Sekretstauungen auf, was sich sofort durch Temperatursteigerung bemerkbar macht, so macht man täglich Ausspülungen der Absceßhöhle mit Hilfe eines Uteruskatheters.

Hat man per rectum incidiert, so darf ein Drain nicht eingelegt werden, weil es durch Druck auf die Darmwand sehr schädlich wirken kann. Für die ersten 24 Stunden post op. wird das Rectum fest austamponiert, weil oft schwere Nachblutungen eintreten. Die Tampons werden in der Regel spontan bei Stuhldrang ausgestoßen.

Die Drainage funktioniert auch ohne Drains meist ausgezeichnet, weil die Wände der Douglasabscesse im allgemeinen sehr starr sind und dadurch die Incisionsöffnung spontan genügend klafft. Bei Sekretverhaltung sucht man mit einer Kornzange die Incisionswunde zu dilatieren.

Nachbehandlung nach Operation der tuberkulösen Peritonitis. Die Wundbehandlung ist meist einfach, nur kommt es bisweilen zur Bildung von Kotfisteln, die eine ausgiebige Drainage notwendig machen. Es darf aber auch bei Kotfistelbildung die Hoffnung auf Herstellung der Gesundheit nicht aufgegeben werden, derartige Fisteln heilen oft noch nach Monaten spontan.

Die Hauptsache ist nach Ablauf der Wundbehandlung eine lang fortgesetzte Allgemeinbehandlung mit guter Pflege und Aufenthalt in mildem Klima.

Vielfach wird nach der Operation eine Tuberkulinkur eingeleitet, angeblich mit gutem Erfolg.

2. Nachbehandlung nach Operationen am Magendarmkanal.

Nachbehandlung nach Gastrostomie (Witzelsche Methode). a) Wundbehandlung: Ist die Fistel richtig angelegt, d. h. ist dort, wo das Rohr in den Schrägkanal eintritt, die Magenwand mit 4 Nähten um das Drain herum dicht an die äußere Haut herangebracht, so kommt es meist nur zu geringfügiger Reizung der äußeren Haut durch das neben dem Drain austretende Magensekret. Anderenfalls kommt das neben dem Drain durchsickernde Magensekret zwischen Haut und Fascie, und geht dann ein großer Teil der Haut- und Faciennaht wieder auf. Tritt viel Magensekret neben dem Drain heraus, so kommt es zu schwerem, schlecht heilbarem Ekzem der äußeren Haut.

Die Verbände werden folgendermaßen angelegt: Um das Drainrohr herum wird Zinkpaste auf die Wunde gestrichen. Durch das in den Magen geführte Drain wird dicht über dem Austritt aus der Bauchdeckenwunde eine Sicherheitsnadel gesteckt. Auf die Wunde werden übereinander 2 Gazeplatten gelegt, deren eine von der rechten, deren andere von der linken Seite her bis zur Mitte quer eingeschnitten sind. Entsprechend diesen Schlitzen werden die Gazeplatten um das Drainrohr herumgelegt, so daß die Sicherheitsnadel auf die Außenfläche der oberen Gazeplatte zu liegen kommt. Durch das Lumen der Sicherheitsnadel wird ein schmaler Heftpflasterstreifen geführt und die Nadel mittels diesem auf der Gaze befestigt. Die Gazeplatten an sich werden ebenfalls mit Heftpflaster befestigt, ein größerer Verband ist meist nicht nötig. Das periphere Ende des Magenschlauches wird durch eine Klemme geschlossen, die ihrerseits wieder mittels einer Sicherheitsnadel an der Gaze befestigt wird.

Die Fäden werden am 10. Tage entfernt. Die Kranken stehen ca. 12 Tage post op. auf.

Das Rohr bleibt meist 3 Wochen unverändert im Magen liegen. Nach dieser Zeit passiert es hin und wieder, daß der Drainkanal sich spontan weitet und das Drain locker wird; man nimmt alsdann das Rohr für 1—2 Stunden heraus, in dieser Zeit zieht sich der Kanal schnell, manchmal zu schnell, wieder zusammen. Wird das Rohr aus Versehen oder, was auch oft der Fall ist, durch den Kranken nachts im Schlaf herausgezogen, so ist das Wiedereinführen des Rohrs oft außerordentlich schwierig; man bleibe dabei geduldig und lasse sich Zeit. Geht das Rohr trotz vorsichtigen Andrückens nicht wieder herein, so versucht man ein dünneres Rohr einzuführen oder einen dünnen, männlichen Katheter, der sich insofern leichter einschieben läßt, als er vorn rund ist. Dehnen des Kanals mit Instrumenten ist äußerst gefährlich.

b) Ernährung: Vor dem Eingießen von Nahrung in das Rohr muß die Luft aus demselben ausgestrichen werden. Man kann bald nach der Operation, wenn dieselbe mit Lokalanästhesie ausgeführt ist, mit dem Eingießen von Nahrung beginnen. Doch ist man in den ersten beiden Tagen vorsichtig, gießt nur löffelweise Nahrung ein und macht die Eingießungen dafür etwas häufiger als der normalen Anzahl der täglichen Mahlzeiten entspricht. Späterhin gießt man zu den üblichen täglichen 5 Mahlzeiten etwa je 400 ccm Flüssigkeit ein. Als Nahrung kommen in Betracht Suppen, Bouillon, in die Eier verrührt sind und künstliche Nährmittel wie Somatose, Bioson, Hygiama. Ferner wird reichlich Milch gegeben; auch etwas Wein kann in die Suppen verrührt werden. Nicht einfüllen darf man schleimige Suppen, weil sie das Rohr verstopfen. Sind die Nährsuppen etwas dicklich geworden, so wird mit Wasser nachgespült.

Dem Hygiama mißt der Afrikaforscher Grätz einen ganz besonders hohen Nährwert bei; er will sich, als er wegen einer Kieferfraktur nicht schlucken konnte, wochenlang nur mit Hygiama ernährt haben.

Ist der Zweck der Magenfistel erfüllt, so wird das Rohr herausgenommen. Der Kanal obliteriert meist in wenigen Tagen.

Nachbehandlung nach Gastroenterostomie und Magenresektion. 1. Wundbehandlung: Es besteht Neigung zur Bildung subcutaner Hämatome. Deshalb wird am 3.—4. Tage post op. die Wunde revidiert; die Hämatome im Bauchdeckenschnitt in der Oberbauchgegend führen des öfteren zur Bildung von Knochenspangen in der Laparotomienarbe. Diese Knochenspangen müssen dann exstirpiert werden, wodurch größere Defekte in der Fascie zustande kommen können.

2. Belebung der Herztätigkeit und der allgemeinen Körperkräfte: Da es sich um recht eingreifende Operationen handelt, muß oft ausgiebiger Gebrauch von Kochsalzinfusionen, Campher und Coffein gemacht werden, in der Weise wie es S. 2 beschrieben ist. Diese Maßnahmen müssen oft 2—3 Tage fortgesetzt werden.

3. Erleichterung der Atmung und Verhütung der Pneumonie: Da jede ausgiebige Inspiration starke Schmerzen in der Wunde auslöst, atmen die Kranken nur oberflächlich und bringen den in den Bronchien sich ansammelnden Schleim nur langsam oder gar nicht heraus; hieraus ergibt sich das leichte Entstehen von Hypostasen. Die oberflächliche Atmung infolge der Wundschmerzen und damit die Gefahr der Hypostasenbildung ist die

gleiche, ob Narkose oder Lokalanästhesie angewandt worden ist. Die Atmung wird erleichtert, wie schon bei anderen Gelegenheiten ausgeführt, durch möglichst schnelles Hochlagern im Bett und durch Morphiuminjektionen; es wird, wenn nötig, bald nach dem Erwachen aus der Narkose eine Injektion gemacht, und wird dieselbe wiederholt gegen Abend und nötigenfalls in der Nacht. Erinnert sei an die S. 35 gegebene Regel, daß in den ersten Tagen post op., wo der Magen noch leicht reizbar ist, keine Expektorantien gegeben werden dürfen; die Darreichung solcher Mittel ruft ganz besonders nach Operationen am Magen Brechneigung und Erbrechen hervor.

Daß es häufig, vor allem nach Magenresektionen, nicht gelingt, das Entstehen von Lungenaffektionen zu verhindern, geht schon daraus hervor, daß eine Reihe von Autoren das Auftreten von Gangränherden in der Lunge auf embolischem Wege von der Magenwunde aus für erwiesen halten.

4. Ernährung: Ich ernähre die Kranken prinzipiell die ersten 3 Tage post op. per rectum (3 Einläufe pro Tag), lasse nur bei starkem Durst hin und wieder einen Schluck kalten ungesüßten Tee trinken. Unterstützt wird die rectale Ernährung in den ersten Tagen durch die sowieso wegen allgemeiner Schwäche meist notwendigen Kochsalzinfusionen oder durch den permanenten Kochsalztröpfcheneinlauf ins Rectum nach Katzenstein. Anderenorts wird schon am Tage post op. flüssige Nahrung gereicht, doch wird dies oft schon dadurch unmöglich, daß noch am 1. und 2. Tage post. op. Brechen oder Brechneigung bestehen. 3(—4) Tage post op. kann man, bei exakter Ausführung der Naht, sicher sein, daß über den Magenwunden genügende peritoneale Verklebungen vorhanden sind, und kann nunmehr unbesorgt Nahrung per os gegeben werden, in der Weise, wie es S. 35 genau beschrieben ist. Im großen ganzen gibt man am 6. oder 7. Tage post op. ein Abführmittel und beginnt alsdann mit Darreichung fester Nahrung.

5. Bekämpfung des Brechreizes: Es besteht häufig noch in den ersten beiden Tagen post op. Brechreiz und Erbrechen. Ist dies in stärkerem Maße der Fall, so wird der Magenschlauch eingeführt und vorsichtig gespült. Wer sehr ängstlich ist, begnügt sich mit der einfachen Aushebung und spült nicht.

6. Regelung der Darmtätigkeit: Es gelten die im allgemeinen Teil des Kapitels gegebenen Regeln.

Es kann nicht genug betont werden, daß die Nachbehandlung nach Anlegung einer Gastroenterostomie nach der Heilung der Wunde noch lange nicht erledigt ist. Es müssen die Säureverhältnisse des Magensaftes noch lange Zeit kontrolliert werden und besonders, wenn Hyperacidität besteht, längere Zeit Natr. bicarbonic. verabfolgt werden. Außerdem müssen die Kranken nach allen größeren Eingriffen am Magen ermahnt werden, noch lange Zeit diätetisch zu leben, alle schwerverdaulichen Speisen, Trinken kalten Bieres, starkes Rauchen zu vermeiden. Man muß ihnen sagen, daß bei unvorsichtigem Leben Rückfälle des alten Leidens trotz gutgelungener Operation auftreten können.

Nachbehandlung nach Operationen am Dünndarm. Es gelten die im allgemeinen Teil der Nachbehandlung nach Operationen in der Bauchhöhle gegebenen Regeln.

Besonders hervorgehoben sei nochmals, daß bei Darmträgheit, besonders nach Resektionen, ausgiebiger Gebrauch von hohen Einläufen (2—3 mal täglich) gemacht werden muß.

Nachbehandlung nach Jejunostomie. Die Nachbehandlung nach Jejunostomie ist wenig erfreulich.

a) Wundbehandlung: Da ein so sicherer Abschluß der Fistel wie bei der Gastrostomie durch den Druck des M. rectus nicht vorhanden ist, kommt es durch ausfließendes Darmsekret meist zu starkem Ekzem der Bauchhaut. Es muß deshalb von vornherein die Umgebung der Wunde gut mit Zinkpaste gepflegt werden. Die Verbände werden in gleicher Weise ausgeführt, wie es bei der Nachbehandlung nach Gastrostomie ausführlich geschildert ist; es muß wegen des erwähnten, nicht sehr festen Abschlusses der Fistel häufiger Verbandwechsel stattfinden, und muß stets gut aufgepaßt werden, daß das Rohr nicht mit herausgezogen wird. Genau wie bei Gastrostomie sitzt das Rohr 3—4 Wochen fest. kann sich dann aber lockern, weil der Kanal, in dem es liegt, sich spontan weitet. Lockert es sich, so wird es auf 1—2 Stunden herausgenommen, in welcher Zeit sich der Kanal meist wieder gut zusammenzieht. Wenn das Rohr aus Versehen oder durch den Kranken herausgezogen wird, wird genau so verfahren wie bei der Nachbehandlung nach Gastrostomie, doch ist das Wiedereinführen des Rohrs nach Jejunostomie leichter wie nach Gastrostomie.

b) Ernährung: Das Jejunum ist außerordentlich empfindlich gegen das Einführen größerer Flüssigkeitsmengen, es entsteht sofort Übelsein und starkes Druckgefühl in der Oberbauchgegend; deshalb darf nur wenig Flüssigkeit auf einmal eingegossen werden. Ich lasse zweistündlich 150—200 ccm Flüssigkeit eingießen; erregt auch diese Menge noch Unbehagen, wird noch weniger eingegossen, und dann stündlich.

Über die Art der Nahrungsmittel siehe bei der Nachbehandlung nach Gastrostomie.

Ist der Zweck der Jejunostomie erfüllt, so wird das Rohr herausgezogen, und werden Borsalbenverbände gemacht. Die Fistel schließt sich meist in wenigen Tagen spontan.

Nachbehandlung nach Anlegung einer seitlichen Kotfistel oder eines Anus praeternaturalis. Es bedarf sorgfältiger Pflege der Bauchhaut, um das Auftreten von Ekzemen zu verhüten; die Umgebung der Fistel wird 2—3 mal täglich mit Benzin gereinigt und dick mit Zinkpaste bestrichen. Ein wirklich desodorierendes und zugleich unschädliches Mittel, das man auf die Fistel streuen könnte, ist mir nicht bekannt.

Der Bequemlichkeit wegen werden die Verbandstoffe auf der Wunde befestigt mit Hilfe von Stechlaken, nicht mit Binden; es lassen sich die, wie gesagt, mehrmals täglich notwendigen Verbandwechsel hierdurch viel leichter und im Bett vornehmen.

Ist Wundheilung eingetreten, so kann der Kranke aufstehen. Es wird eine Bandage aufgelegt, in der sich die Faeces ansammeln können. Es gibt zahlreiche Modelle von Kotfängern; ich kann sehr empfehlen den Kotfänger nach Dr. Herrmann-Berlin.

Das Schicksal der Kranken mit Anus praeternaturalis ist durchaus nicht immer so bedauernswert wie es den Anschein hat. Meist (besonders aber, wenn zur Anlegung des Anus praeternaturalis der Zickzackschnitt nach Riedel verwandt ist) stellt sich die Fähigkeit her, den Kot so zurückzuhalten, daß er 2—3 mal täglich zu bestimmten Zeiten regelmäßig entleert wird. Ich kenne mehrere Menschen, die mit Anus praeternaturalis sich stundenlang in Gesellschaft bewegten, ohne Aufsehen zu erregen.

Nachbehandlung nach Operationen wegen Appendicitis.

a) Nachbehandlung nach Appendektomie im Intervall. Es gelten die S. 34—39 gegebenen Regeln.

b) Nachbehandlung nach Appendektomie im akuten oder subakuten Stadium, wenn wegen nur geringer Reizung des benachbarten Peritoneum die Bauchdecken völlig vernäht sind: Man täuscht sich mitunter über die Ausdehnung resp. die Virulenz der Infektion des Peritoneum; es kommt vor, daß bereits am Tage post op. auftreten Fieber, Unbehagen, Brechneigung; es können bestehen schon am Abend des Tages post op. Auftreibung des Leibes, Ikterus, Temperatursteigerung bis 39°. Durch schnelles Eröffnen der ganzen Bauchdeckennaht und Einführen von Gazestreifen in die Bauchhöhle gelingt es meist prompt, die beginnende Peritonitis zu coupieren. Nur darf man mit energischem Vorgehen nicht zögern. Dabei ist der anatomische Befund am Peritoneum in solchen Fällen meist frappant gering; das Bedeutsame ist eben die Virulenz der Infektion.

c) Nachbehandlung nach Appendektomie im akuten Stadium mit mehr oder minder ausgiebiger Drainage.

Die ersten Verbandwechsel sind nötig meist am 3. und 5. Tage post op., weil zu diesen Zeiten im allgemeinen die Verbandstoffe so mit stinkendem Sekret durchtränkt sind, daß die Umgebung des Kranken und der Kranke selbst belästigt werden. Diese ersten Verbandwechsel bestehen darin, daß nur die ganzen Verbandstoffe, die locker zum Aufsaugen des Wundsekrets aufgelegt worden sind, gewechselt werden; Tampons und Drains bleiben unverrückt liegen. Man hüte sich, die Drains vor dem 8.—10. Tage zum Durchspülen herauszunehmen; es gelingt nicht oft, sie wieder in die alte Lage zurückzubringen, wodurch die Drainage natürlich gefährdet wird. Dadurch daß sich die Därme in der Tiefe nach Entleerung des Eiters wieder zusammenlegen, werden die Drains langsam spontan ausgestoßen, und werden sie dann entsprechend gekürzt. Nach ca. 10 Tagen können die Drains zum Durchspülen herausgenommen und einige Tage später ev. durch dünnere ersetzt werden.

Die eingeführten Gazestreifen oder -beutel werden in der üblichen Weise (siehe S. 37) nach Aufweichen durch Wasserstoffsuperoxyd herausgezogen; in die Wundhöhlen werden wieder locker schmale Gazestreifen eingeführt. Eine frühere Herausnahme der Gaze ist nur angebracht, wenn höhere Temperatur eine Sekretverhaltung hinter den Tampons anzeigt. Es werden die Gazestreifen alsdann durch Drains ersetzt.

Tritt einige Tage nach der ersten Entfieberung wieder Fieber ein, so bedeutet das meistenteils
entweder eine Eiterverhaltung in der Tiefe der Wundhöhle, entstanden dadurch, daß nach Herausnahme der ersteingelegten Gazestreifen oder Drains die Wände der Wundhöhle sich in der Tiefe an einer Stelle zu schnell aneinandergelegt haben; dann geht man vorsichtig mit dem Zeigefinger ein, löst die vorzeitigen Adhäsionen und legt ein Drain ein,
oder einen Douglasabsceß (sehr häufig!),
oder einen subphrenischen Absceß.

Sehr gern tritt im Anschluß an die Eröffnung von appendicitischen Abscessen Ileus ein durch Adhäsion einer Dünndarmschlinge an der Absceßwand. Im Frühstadium des Ileus gelingt die Beseitigung oft prompt durch ein- oder mehrmalige Injektion von $1/2$ mg Atropin. sulf., unterstützt durch hohe Einläufe.

Der Adhäsionsileus wird mit Vorliebe auch hervorgerufen durch Adhäsion einer Dünndarmschlinge an der Wand eines kleinen Douglasabscesses, der bisher klinisch keine Erscheinungen machte. Das zu wissen ist sehr wichtig für den Fall, daß operativ eingegriffen wird, denn beim Lösen der Adhäsionen strömt dann plötzlich aus der Tiefe Eiter in die Bauchhöhle. Über die Art des Vorgehens bei derartigem Adhäsionsileus sind die Ansichten noch geteilt. die einen lassen die Adhäsionen ungelöst und machen Enteroanastomose der zu- und abführenden Darmschlinge, die anderen lösen die Adhäsionen und versuchen, etwa eröffnete Abscesse zu drainieren. Die Mortalität ist bei beiden Methoden erheblich. Was die Anlegung der Enteroanastomose betrifft, so ist es durchaus nicht so einfach, die richtigen Schlingen zu finden, und werden bei dem Suchen nach diesen Schlingen sehr oft doch noch die Adhäsionen gelöst. Andererseits ist es nach Lösung der Adhäsionen bei dem starken Meteorismus kaum möglich, eine Drainage ev. eröffneter Abscesse lege artis auszuführen.

Bleiben nach Appendektomie Fisteln zurück, so kann das liegen:

1. daran, daß man wegen ausgedehnter Verwachsungen die Appendix nicht in ganzer Ausdehnung freipräpariert und reseziert hat und daß der zurückgebliebene Teil, der übersehen ist, weiter Eiter absondert;

2. daran, daß durch eine Perforationsöffnung in die Bauchhöhle ausgetretene Kotsteine bei der Appendektomie übersehen sind und nun nachträglich ihrerseits Abscesse induzieren.

3. Nachbehandlung nach Operationen an den Gallenwegen.

Die Operationen an der Gallenblase und den Gallengängen gehören mit zu den eingreifendsten Operationen, die es gibt. Es muß nach Ausführung derselben ganz besonders gut auf die Herztätigkeit achtgegeben werden. Vor allem auch ist die Gefahr der Pneumonie noch viel größer wie nach anderen Operationen in der Oberbauchgegend, weil die meist notwendige Tamponade um das Bett der Gallenblase herum auf die Leber und damit auch auf das Zwerchfell drückt und dadurch die Atmung erschwert. Es gilt hier also ganz besonders durch Hochlagerung des Oberkörpers und durch Morphiuminjektionen das tiefe Durchlüften der Lungen zu erleichtern.

Die oft notwendige, ausgiebige Tamponade bringt aber auch noch andere Unannehmlichkeiten für die Kranken mit sich; erstens führt sie mitunter durch den Druck auf das Zwerchfell zu kaum stillbaren Singultus (Therapie: Brom) und zweitens, das ist die Hauptsache, hat sie durch Druck auf Magen und Duodenum zur Folge, daß häufig die ganze 1. Woche post op., solange die Tampons liegen bleiben, andauernd Brechneigung besteht, so daß die Kranken kaum Nahrung zu sich nehmen können. Ich hatte früher, als wir noch Jodoformgaze zur Tamponade anwandten, die Ansicht, daß dieser andauernde Brechreiz auf Jodoformintoxikation zurückzuführen sei; seitdem wir nur weiße, mit Xeroform bestreute Gaze anwenden, ist der erwähnte Brechreiz kaum geringer geworden. Man muß sich also bemühen, die Tamponade auf das geringste zulässige Maß zu beschränken.

Auf den Druck der Tampons auf Magen und Duodenum ist es wohl auch zurückzuführen, daß die akute Magendilatation ganz besonders oft nach Gallensteinoperationen auftritt; also ganz besonders Achtung auf diese Komplikation und rechtzeitiger häufiger Gebrauch des Magenschlauches, wenn sich Brechen und Brechneigung nicht bald legen. Und man mache ausgiebigen Gebrauch von Nähreinläufen und Kochsalzinfusionen in den ersten Tagen post op., um genügende Ernährung zu sichern.

Operationen an den Gallenwegen. 53

Auch die Parotitis tritt besonders oft nach Operationen an den Gallenwegen auf; also vor und nach der Operation häufiges Gurgeln mit Wasserstoffsuperoxyd.

Sehr oft kommt es bald nach der Operation zu nicht unerheblichem Durchsickern von Galle nach außen, so daß man in der Regel 1—2mal in der 1. Woche post op. die oberflächlichen Lagen des Verbandes wechseln muß. Die in die Bauchhöhle eingeführten Tampons werden in der üblichen Weise am 7. Tage post op. mit Wasserstoffsuperoxyd aufgeweicht und entfernt. Ist ein Drainrohr in Gallenblase oder Ductus hepaticus eingeführt, so stellt man am 7. Tage post op. durch vorsichtigen Zug an dem zur Bauchdeckenwunde herausgeleiteten Seidenfaden, mit dem das Drain an der Gallenblase oder am Ductus choledochus festgenäht ist, fest, ob der Faden schon durchgeschnitten, also das Drain locker ist. Sitzt der Faden noch fest, so läßt man das Rohr noch drin. Im allgemeinen wird der Faden spätestens am 10.—12. Tage spontan oder auf leichten Zug hin durchschneiden, und wird man dann das Rohr entfernen können. In die Wundhöhle wird alsdann ein schmaler Gazestreifen (noch möglichst tief!) geführt, um den Abfluß des Wundsekrets und vor allem der Galle zu sichern. Denn es kommt nun zunächst zu einer profusen Entleerung von Galle nach außen, so daß meist 2mal täglich verbunden werden muß. Man bestreicht die Umgebung der Wunde ausgiebig mit Zinkpaste und befestigt die Verbandstoffe mittels eines Stechlakens auf der Wunde, so daß der Verbandwechsel im Bett vorgenommen werden kann. Die profuse Gallensekretion nach außen hält im allgemeinen 8—14 Tage an, dann versiegt sie meist ziemlich schnell.

Nachzutragen ist, daß das Drainrohr geleitet wird in ein großes, neben dem Bett an der Erde stehendes graduiertes Gefäß, in welchem sich Sublimatlösung befindet. Man stellt nach 24 Stunden fest, wieviel Galle abgelaufen ist; im Durchschnitt fließen zunächst 400—500 ccm pro die ab.

Die Nähte nimmt man meist erst nach 10 Tagen heraus.

Aufmerksamkeit verdient noch die Beschaffenheit der nach Operationen an der Gallenblase zu tragenden Leibbinden. Die sonst üblichen, aus einem Stück gefertigten Leibbinden sind für die an den Gallenwegen Operierten nicht am Platze, weil sie nicht so gefertigt werden können, daß sie die Narbe wirklich ausgiebig bedecken; reichen sie bis an die Rippenbögen heran, so werden sie bei jeder Inspiration nach unten umgebogen. Ich lasse einen breiten dehnbaren Gurt anfertigen, der auf den oberen Teil einer gewöhnlichen Leibbinde vorn in der Medianlinie angeheftet wird, und zwar derartig, daß er die Leibbinde brustwärts weit überragt. Ist die Binde angelegt, so bedeckt der Gurt beiderseits die unteren Teile des Brustkorbes, also auch mit Sicherheit die ganze Bauchnarbe (Abb. 4). Bei der Atmung verschiebt der Gurt sich zwanglos gegen die Leibbinde, behindert also die Atmung nicht. Der Gurt wird seitlich zugeschnallt, so daß der Kranke sich die Binde selber anlegen kann.

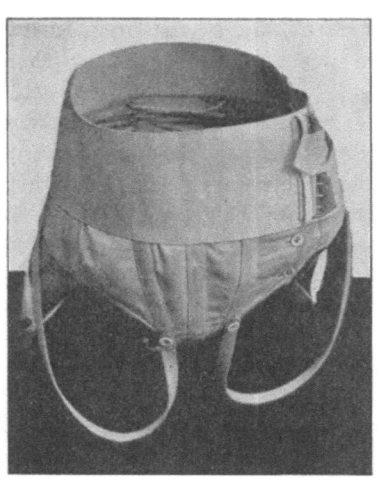

Abb. 4. Leibbinde nach Operationen an den Gallenwegen.

4. Nachbehandlung nach Operationen an der Leber.

Nachbehandlung nach Versorgung von Verletzungen der Leber. Die behufs Blutstillung eingeführten Tampons bleiben 7 Tage liegen und werden alsdann in der üblichen Weise entfernt. Die Wundhöhle wird alsdann zunächst noch durch einen schmalen Gazestreifen offen gehalten. Kommt es, wie häufig, zu einer erheblichen Gallensekretion nach außen, müssen die Verbände oft erneuert und muß die Bauchhaut gut mit Zinkpaste gepflegt werden.

Nachbehandlung nach Incision eines Leberabscesses. Ist der Absceß mittels Bauchschnitts eröffnet, so bleiben die Gazestreifen, die zur Abdeckung der Bauchhöhle eingeführt sind, 7 Tage fest liegen. Auch die in die Absceßhöhle eingeführten Drains bleiben 7—10 Tage unverrückt liegen. Dadurch, daß sich die Absceßhöhle in der Tiefe schließt, werden die Drains spontan ausgestoßen und können dann entsprechend gekürzt werden.

Ist der Absceß perpleural eröffnet, so gelten die gleichen Regeln für die zur Abdeckung der Brusthöhle eingeführten Gazestreifen und für die in die Absceßhöhle eingeführten Drains. Auf ev. Infektion der Pleurahöhle muß gut Obacht gegeben werden.

Im allgemeinen heilen die Leberabscesse langsam und dürfen die Drains deshalb nicht in schnellem Tempo gekürzt und nicht zu früh herausgenommen werden.

Mitunter entleeren sich mehr oder minder große Lebersequester.

Nachbehandlung nach Eröffnung eines eingestellten Leberechinococcus. Es werden in der Regel zwei dicke Drains in die Echinococcenhöhle eingelegt. Die Sekretion ist in den ersten Wochen meist eine sehr erhebliche, es muß deshalb oft und ausgiebig verbunden werden. Um die zurückgebliebenen Tochterblasen zutage zu fördern, muß in der ersten Zeit oft mit Kochsalzlösung durchgespült werden. Da des öfteren nicht unerhebliche Gallensekretion nach außen vorhanden ist, müssen die Bauchdecken um die Operationswunde herum gut mit Zinkpaste gepflegt werden, und **muß der Ernährung des Kranken, die bei Gallenfluß immer erheblich leidet, große Aufmerksamkeit geschenkt werden.** Die Heilung der großen Höhle ist oft eine schwere Geduldsprobe, da die Wände starr sind und keine große Neigung zeigen, sich aneinander zu legen. Die Drains müssen unbedingt so lange liegen bleiben, als die Höhle klafft. Sie dürfen nur ganz langsam gekürzt und erst entfernt werden, wenn mit Sicherheit eine solide Ausfüllung der Leberhöhle bewiesen ist.

Da in der Regel ein großer postoperativer Bauchbruch auftritt, muß eine gut sitzende Leibbinde beschafft werden, für deren Anfertigung die bei der Nachbehandlung nach Operationen an den Gallenwegen aufgestellten Grundsätze gelten.

Anhang.

Nachbehandlung nach Talmascher Operation. Da der Effekt der Operation naturgemäß, wenn überhaupt, erst nach längerer Zeit auftritt, stellt sich bald nach der Operation wieder Ascites ein; derselbe gefährdet die Bauchdeckennaht ernstlich, indem die Flüssigkeit in die Bauchdeckenwunde durchsickert und zum Aufgehen mehr oder weniger zahlreicher Nähte führt. Deshalb muß der sich wieder ansammelnde Ascites alsbald durch Punktion entfernt werden, und müssen diese Punktionen bis zur völligen Wundheilung und bis zum Eintreten des gewünschten Operationserfolges noch des öfteren mehr oder weniger schnell wiederholt werden.

5. Nachbehandlung nach Operationen am Pankreas.

Nachbehandlung nach Operationen wegen Pankreasabsceß oder Nekrose. Es gelten betreffs Beobachtung der Herztätigkeit, Ernährung, Anregung der Darmtätigkeit die früher aufgestellten allgemeinen Regeln (S. 34/36), desgleichen für die Behandlung der eingeführten Tampons und Drains.

Die Eitersekretion ist meist reichlich, oft stoßen sich Pankreassequester ab. Groß ist die Gefahr der Peritonitis, der entgegengewirkt wird durch reichlichen Gebrauch von Kochsalzinfusionen und energischer Anregung der Darmtätigkeit durch hohe Einläufe.

Des öfteren soll es infolge Arosion größerer Gefäße zu schweren Blutungen kommen, gegen die man meist machtlos ist. Man hat versucht, die Blutung durch feste Tamponade zu stillen.

Nachbehandlung nach Incision eingenähter Pankreascysten. Es werden 1—2 dicke Drains bis in die Tiefe der Cyste eingeführt. Die Sekretion ist anfangs meist erheblich, es müssen die Bauchdecken ausgiebig mit Zinkpaste gepflegt werden. Die großen Höhlen zeigen meist nur geringe Neigung zu obliterieren. Die Drains müssen oft monatelang liegen bleiben. Oft bleibt eine Fistel zurück. Die Ernährung der Kranken leidet in hohem Maße durch den Abfluß von Pankreassekret, und führt längeres Bestehenbleiben der Fistel öfter zum Tode.

Ein promptes Versiegen der Absonderung von Pankreassekret und damit schneller Schluß von Pankreasfisteln wird des öfteren erzielt durch kohlenhydratfreie Ernährung.

Über die Ursache der Fistelbildung nach Drainage eingenähter Pankreascysten hat Körte sich jüngst in der Berliner chirurgischen Gesellschaft (siehe Referat Zentralbl. f. Chir. 1914, S. 427) geäußert. Das Einnähen von Cysten soll nur bei sogenannten Pseudocysten ausgeübt werden; richtige Cysten müssen exstirpiert werden.

B. Nachbehandlung nach Herniotomien.

Allgemeines. Es gelten für die Nachbehandlung nach Operationen von Hernien jeder Art bei Männern und Frauen, was die Anregung der Darmtätigkeit, die Ernährung, das erste Aufstehen, die Verhaltungsmaßregeln nach Abschluß des Heilverfahrens betrifft, im allgemeinen die gleichen Regeln wie sie S. 39ff. für die Nachbehandlung nach Operationen in der Bauchhöhle gegeben sind.

Regelung der Darmtätigkeit: Nach Operation von reponiblen Hernien, bei denen der Darm ante op. hat genügend entleert werden können, kommt man in den ersten 4 Tagen post op. völlig damit aus, daß morgens und abends je eine Glycerineinspritzung in den Mastdarm gemacht wird. Am Morgen des 5., bei sehr gutem Befinden des 4. Tages post op. wird 1 Eßlöffel Ricinus oder ein Glas Bitterwasser verabreicht. Die folgenden Tage bis zum Aufstehen muß meist jeden 2. Tag 1 Teelöffel Karlsbader Salz verabfolgt werden.

Nach Operation von eingeklemmten Hernien kommt man mit der Anwendung von Glycerineinspritzungen meist nicht aus. Es muß des öfteren am Tage für $1/2$—1 Stunde ein Darmrohr eingelegt werden, und mache man vor allem, wie schon mehrmals bei ähnlichen Gelegenheiten betont, ausgiebigen Gebrauch von hohen Einläufen (2—3 mal täglich). Diese hohen Einläufe sind immer noch das wirksamste Mittel zur Anregung der Peristaltik, vor der Anwendung von Physostigmin und Hormonal (siehe S. 40) sei nochmals gewarnt. Man muß vor allem berücksichtigen, daß die Därme, wenn sie 3—4 Tage incarceriert waren, auch ebensoviel Tage gebrauchen, um sich wieder zu erholen. Man darf sich also nicht ängstigen, wenn in den ersten 2—3 Tagen nach Operation von eingeklemmten Hernien nur hin und wieder ein Flatus erzielt wird. Ein Abführmittel per os darf frühestens am 5. oder 6. Tage post op. gegeben werden.

Ernährung: Nach Operation von reponiblen Hernien braucht man nur 2—3 Tage flüssige Nahrung zu reichen, und braucht man auch, da die Operationen heutzutage wohl meist in Lokalanästhesie ausgeführt werden, mit der Wahl der Getränke nicht so vorsichtig zu sein wie nach Laparotomien. Man gibt von vornherein Milch, Suppen, Saftwasser je nach Wunsch der

Kranken. Am 3. Tage post op. kann man schon 2 Zwiebäcke, Kartoffelbrei, Weingelee, Mondaminspeise darreichen. Reguläre feste Kost darf aber, genau wie nach Laparotomien, erst gegeben werden, wenn auf Abführmittel per os Stuhl erfolgt ist; dieses Abführmittel darf, wie oben gesagt, bei leichtem Krankheitsverlauf schon am 4. Tage post op. eingegeben werden.

Nach Operation von eingeklemmten Hernien muß die Ernährung selbstverständlich viel vorsichtiger vonstatten gehen. Hier reicht man mindestens 4 Tage nur flüssige Diät, und fängt man, genau wie nach Laparotomien, an mit kaltem ungesüßtem Tee ohne Milch und mit stark verdünntem Rotwein. Am 2. Tage post op. wird ev. schon etwas kalte Milch vertragen, am 3. etwas warme Milch und Schleimsuppe (keine Bouillon!!).

Erstes Aufstehen nach Herniotomien jeder Art am 14. Tage post op. (abgesehen von alten kachektischen Kranken). Für weitere 4 Wochen empfiehlt sich völlige Befreiung von der Arbeit, für weitere 8 Wochen Befreiung von schweren Arbeitsverrichtungen.

Die Gefahr der postoperativen Pneumonie ist nach Herniotomien, abgesehen davon, wenn es sich um alte Leute handelt oder wenn eine mehr oder minder ausgiebige Darmresektion gemacht worden, nicht im entferntsten so groß wie nach Laparotomien, erstens weil, wie schon gesagt, die Operationen meist in Lokalanästhesie ausgeführt werden, zweitens weil das tiefe Durchlüften der Lunge durch die Herniotomiewunde nur bei empfindlichen Kranken beeinträchtigt wird.

Was die Wundbehandlung betrifft, so ist nach Operation von eingeklemmten Hernien das eine zu beachten, daß das Bruchwasser oft infiziert ist, daß also eine prima reunio nicht ohne weiteres zu erwarten ist. Ist das Bruchwasser beim Eröffnen des Bruchsackes nicht äußerst sorgfältig aufgefangen worden, so kommt es häufig genug, trotz ev. Drainage, zu Suppuration. Vor allem aber gilt ganz besonders für die Nachbehandlung nach Herniotomien die Vorschrift, daß Temperatursteigerungen, die in den ersten Tagen post op. auftreten, nicht ohne weiteres auf gleichzeitig vorhandene Bronchititiden zurückgeführt werden dürfen; in der überwiegenden Mehrzahl der Fälle sind diese Temperatursteigerungen, auch wenn Bronchitis vorhanden, Zeichen einer beginnenden Infektion oder, was nach Herniotomien besonders häufig ist, von Hämatombildung; also: Verbandwechsel.

Sind 3—4 Tage nach Operation eines eingeklemmten Bruches keine Blähungen erzielt, stellt sich stärkere Brechneigung ein, treten Temperatursteigerungen auf, verbunden mit erneuter Auftreibung und Schmerzhaftigkeit des Leibes, so deutet das im allgemeinen darauf hin, daß die eingeklemmt gewesene Darmschlinge, die bei der Operation ungeschädigt erschien, nachträglich doch perforiert ist; es muß schleunigst laparotomiert und die gangränöse Schlinge reseziert werden.

Nachbehandlung nach Operation des Leistenbruchs beim Mann. Es kommt häufig zu Hämatombildung um den Samenstrang herum und im Scrotum und zu Suppuration. Um die Bildung eines Hämatoms nach Möglichkeit zu verhindern, wird nach der Operation zu beiden Seiten der Nahtreihe eine dicke Gazeplatte aufgelegt und durch Heftpflaster fest aufgedrückt. Außerdem wird das Scrotum gestützt durch ein Suspensorium und durch einen unter dasselbe gelegten Sandsack. Kleinere Hämatome resorbieren sich spontan. Hat sich im Scrotum ein großes Hämatom gebildet, so versucht man baldmöglichst, dasselbe durch Punktion mit einer nicht zu dünnen Kanüle zu entleeren. Gelingt das nicht, weil das Blut koaguliert ist, so öffnet man den untersten Teil der Naht und versucht, die Blutkoagula auszudrücken.

Tritt Infektion ein, so kommt es in der Folgezeit oft zur Ausstoßung der zur Kanalnaht (Bassini) verwandten Seidenfäden. Stoßen sich die Fäden nicht spontan aus, sondern bleiben Fisteln bestehen, so werden die Fäden mittels einer kleinen anatomischen Pinzette entfernt.

Das gleich nach der Operation angelegte Suspensorium wird während des ganzen Krankheitsverlaufs und auch noch während der ersten Wochen nach der Entlassung aus dem Krankenhause getragen.

Nachbehandlung nach Operation des Nabelbruchs. Die Nachbehandlung nach Operation von Nabelbrüchen ist dadurch meist komplizierter als die nach Operationen anderer Hernien, weil es sich sehr oft um sehr fettleibige Patienten handelt, deren Herzmuskel nicht gesund ist. Eine ganze Reihe von Kranken mit großen Nabelbrüchen stirbt bald nach der Operation infolge von Herzinsuffizienz. Also: reichlicher Gebrauch von Analeptica.

Nachbehandlung nach Operation des Bauchbruchs nach Hammesfahr. Die starke Einschnürung des Leibes, die mit Hilfe der Silberdrahtnähte bewerkstelligt ist, hat nicht die Unbequemlichkeiten im Gefolge, die man eigentlich befürchten müßte. Die Beschwerden der Kranken sind durchaus nicht erheblich, insbesondere werden die Intestina in keiner Weise durch die Raumbeengung irritiert.

C. Nachbehandlung nach Operationen an Mastdarm und After.

Allgemeine Ratschläge. Nach allen größeren Operationen an Mastdarm und After muß vor allem dafür gesorgt werden, daß für die ersten 6 Tage post op. völlige Stuhlverhaltung eintritt. Schon am Morgen des Operationstages werden 20 Tropfen Tinct. opii spl. verabfolgt, nach der Operation die ersten 5 Tage 3 mal täglich 15 Tropfen Tinct. opii. Bei elenden Patienten kann man zuletzt mit 3 mal täglich 10 Tropfen Opiumtinktur auskommen; geringere Dosierung muß auch dann eintreten, wenn, was glücklicherweise selten der Fall ist, unangenehme Nebenwirkungen des Opiums, Miosis, unnatürliche Schläfrigkeit usw. sich einstellen. Am 6. Tage post op. braucht nur bei starkem Stuhldrang noch Opium gegeben werden. Am 6. Tage post op. abends wird 0,1 Kalomel zur Aufweichung des Stuhls, am Morgen des 7. Tages 1, wenn nötig 2 Eßlöffel Ol. ricini verabfolgt. In der Folgezeit bis zum Aufstehen müssen meist jeden 2. Tag morgens nüchtern 1—2 Teelöffel Karlsbader Salz verabfolgt werden. Diese ganze Nachbehandlung zunächst mit stopfenden, dann mit scharf abführenden Mitteln gehört mit zu den unangenehmsten und schmerzhaftesten Nachbehandlungen, die es gibt. Besonders die erste Stuhlentleerung ist außerordentlich schmerzhaft und anstrengend.

Die Ernährung ist so lange eine flüssige, bis auf Abführmittel reichlich Stuhl erfolgt ist. Es besteht die Ernährung in der 1. Woche hauptsächlich aus Milch; zur Erquickung werden nebenbei gereicht Rotweinwasser, Citronenwasser.

Durch die Verabfolgung von Opium sowie reflektorisch infolge der Wundschmerzen am After und Mastdarm kommt es häufig in den ersten Tagen post op. zu völliger Harnverhaltung. Man versucht die Urinentleerung in Gang zu bringen durch Auflegen von Termophoren auf die Blasengegend, durch Verabfolgung von Fol. uv. ursi, durch vorsichtiges Aufrichten des Oberkörpers, sowie durch gutes Zureden und häufiges Unterschieben des Beckens. Ist in den ersten Morgenstunden am Tage post op. noch kein Urin entleert worden, muß katheterisiert werden; bei längerer Behinderung der Urinentleerung muß 2 mal täglich katherisiert werden.

Allen an Mastdarm und After Operierten werden in den ersten 7—10 Tagen post op. die Beine zusammengebunden. Auch dürfen bei den Verbandwechseln die Beine nicht gespreizt werden.

Die Verbandstoffe werden fixiert durch eine T-Binde. Vor der Verwendung von Jodoform am After ist dringend zu warnen, es treten des öfteren schwere bullöse Ekzeme auf, die durch Übergreifen auf die Gesäßbacken das Liegen ungemein erschweren.

Nachbehandlung nach Excision der Fistula ani. In der ersten Woche post op. wird jeden 2.—3. Tag ein Verbandwechsel vorgenommen; Abwaschen der Wunde mit etwas Borwasser, Aufpusten von Xeroform.

Ist genäht worden und sieht man nach einigen Tagen, daß sich in der Tiefe Sekret ansammelt, so muß ein Teil der Nähte entfernt und die Wundhöhle durch kleine Gazestreifen offen gehalten werden. Daß völlige prima reunio erfolgt, ist selten.

Man läßt die Kranken möglichst nicht eher aufstehen, als bis völlige Wundheilung eingetreten ist; denn durch das Spreizen der Beine beim Umhergehen wird die Wunde gereizt.

Bleibt zunächst trotz sorgfältiger Excision der Fistel wieder eine Fistel zurück, so wird mindestens ein Vierteljahr abgewartet, ob nicht doch noch spontane Heilung eintritt. Während dieser Zeit werden kleine Borsalbelappen auf die Wunde gelegt und wird durch häufige Sitzbäder für Reinigung der Wunde gesorgt.

Nachbehandlung nach Beseitigung von Hämorrhoiden, sei es durch Kauterisation, sei es durch Excision. In den After werden nach Beendigung der Operation ringsherum auf die Wunde schmale Streifchen geführt, die in Dermatolkarbolbrei getaucht werden; dieser Brei wird so hergestellt, daß in eine 3 proz. Karbollösung so viel Dermatol eingerührt wird, bis ein dicker Brei entsteht. Die Streifchen schützen die Wunde vor Verunreinigung und werden beim ersten Stuhlgang spontan ausgestoßen. Das Einlegen eines dicken Drains, wie es anderenorts geübt wird, kann meines Erachtens die Wunde reizen. Die sterile Vorlage muß meist nach 24 Stunden wegen Nachblutung, späterhin etwa jeden 2.—3. Tag erneuert werden. In der 2. Woche post op. wird nach jedem Stuhlgang der After vorsichtig mit Borwasser abgewaschen und mit Xeroform bepudert, und zwar im Bett. Besichtigung im Verbandsaal erfolgt nach dem ersten gründlichen Abführen, späterhin nur ab und zu, um stark wuchernde Granulationen mit dem Höllensteinstift zu beizen. Erstes Aufstehen in der Regel nach 14 Tagen. Des öfteren kommt es zu Stenosenbildung infolge von Narbenschrumpfung. Es wird in diesen Fällen vorsichtig mit weichen, gut eingesalbten Bougies dilatiert.

Ferner machen sich mitunter kleine Fissuren recht unangenehm bemerkbar; man versucht, dieselben durch häufiges Aufpudern von Xeroform zu verschorfen, ev. wird vorsichtig mit dem Höllensteinstift gebeizt.

Hat man etwa die Hämorrhoiden im entzündlichen Stadium operiert, so muß man sich auf das Entstehen von hochsitzenden, schwierig zu eröffnenden periproktitischen Abscessen gefaßt machen.

Nachbehandlung nach Operation des Carcinoma recti mittels perinealer, dorsaler, vaginaler Methode. Es handelt sich um langdauernde, häufig mit größeren Blutverlusten einhergehende Operationen, es muß deshalb die Herztätigkeit post op. gut beobachtet und ev. ausgiebiger Gebrauch von Kochsalzinfusionen und Einspritzungen von Coffein und Campher gemacht werden.

Es werden große Vorlagen aus steriler Gaze auf die Wunde aufgelegt, die mittels breiter T-Binde befestigt werden. Diese Vorlage muß meist nach 24 Stunden wegen Nachblutung, alsdann bis zur ersten Stuhlentleerung jeden 2.—3. Tag erneuert werden. Die eingeführten Tampons bleiben in der Regel 7 Tage liegen, werden alsdann mit Wasserstoffsuperoxyd aufgeweicht und vorsichtig entfernt. Die Wundhöhlen werden alsdann fürs erste noch durch schmale Gazestreifen offen gehalten. Von der 2. Woche an werden die Wunden nach jeder Stuhlentleerung vorsichtig mit Borwasser abgespült.

Die Hauptgefahr besteht darin, daß der zentral von dem tumorhaltigen Darmteil gelegene Darm, der durch die Operation aus seinen Verbindungen gelöst und vorgezogen worden, gangränös wird. Dieser Vorgang markiert sich einerseits dadurch, daß erhebliche Temperatursteigerungen auftreten, verbunden mit großer motorischer Unruhe, Übelbefinden, Brechreiz, Auftreibung der unteren Partien des Leibes, andererseits bei den Methoden, bei denen der genannte Darm nunmehr den Anus liefert, durch entsprechendes mißfarbenes Aussehen des neuen Anus. Erscheint die Gangräneszierung des vorgezogenen Darmes sicher, muß sofort ein Anus praeternaturalis inguinalis angelegt werden; durch ausgiebige Tamponade um den neuen Enddarm herum wird nach Möglichkeit für Abfluß der durch die Gangräneszierung hervorgerufenen Gaze und Sekrete gesorgt. Im übrigen wartet man ab, bis völlige Demarkierung der Darmgangrän eingetreten ist, es gelingt dann mühelos, mit der Kornzange den abgestorbenen Darm in einem Stück zu extrahieren.

Man fühle sich seines Erfolges nach Operation des Mastdarmcarcinoms nie zu früh sicher. Die im Anschluß an diese Operation auftretenden Peritonitiden machen sich meist erst Ende der 1. Woche post op. bemerkbar, es dauert eben sehr lange, bis die Entzündung aus der Tiefe des kleinen Beckens aufsteigt und auf das Peritoneum der Bauchhöhle propagiert.

Ist der Analteil des Rectum erhalten und zirkuläre Darmnaht gemacht worden, so muß gut Obacht auf die häufig eintretende Nahtinsuffizienz gegeben und für genügenden Abfluß des seitlich austretenden Kotes gesorgt werden.

Ist der Sphincter ani mitreseziert, so muß ein Kotfänger beschafft werden. Ein wirklich praktisches Modell gibt es nicht, sämtliche für diesen Zweck geeignete Kotfänger verschieben sich beim Gehen. Am meisten gebraucht wird eine Bandage, bestehend aus einem kurzen Gummibeutel, der nach vorn und hinten je eine Gummilasche trägt, die an dem das Ganze haltenden Beckengurt vorn und hinten in der Mittellinie durch Schenkelriemen befestigt werden. Vielfach behilft man sich mit dem Tragen einer Badehose mit Watteeinlagen.

Im übrigen ist das Los dieser Kranken im allgemeinen nicht ganz so traurig, wie es den Anschein hat. Es stellt sich sehr oft eine gewisse Kontinenz wieder her, so daß die Leute in regelmäßigen Intervallen Stuhl entleeren.

Nachbehandlung nach Operation des Mastdarmcarcinoms mittels der kombinierten Methode. Es gelten alle eben gegebenen Vorschriften. Nur ist das Allgemeinbefinden nach der Operation infolge der erheblichen Länge des Eingriffs meist noch mehr angegriffen wie nach Anwendung einer der vorher erwähnten Methoden.

V. Nachbehandlung nach Operationen an den Harn- und Geschlechtsorganen.

A. Nachbehandlung nach Operationen an Niere und Harnleiter.

Allgemeine Regeln für die Nachbehandlung nach Operationen an der Niere. Nach Operationen an den Nieren muß vor allem darauf geachtet werden, ob genügende Urinsekretion vorhanden ist; sei es auf reflektorischem Wege, sei es aus organischer Ursache, dadurch, daß auch die andere, nicht berührte Niere schwer krank ist, kann es zu mehr oder minder schwerer Anurie kommen. Man bekämpft die Anurie durch ausgiebige Kochsalzinfusionen im Verein mit Exzitantien. Liegt eine schwere organische Ursache vor, so ist die Therapie meist machtlos.

Die Diät nach Operationen an den Nieren muß eine reizlose sein, es wird in der Hauptsache Milch verabreicht, dazu aber feste Nahrung, die nur nicht gepfeffert und säuerlich, auch nur sehr vorsichtig gesalzen sein darf. Weiches Fleisch, zarte Gemüse, Kartoffelbrei sind erlaubt, nicht erlaubt sind Hülsenfrüchte und Kohl.

Nach allen auf lumbalem Wege vorgenommenen Nierenoperationen, bei denen die durchtrennte Muskulatur nicht völlig genäht worden ist, muß eine Leibbinde getragen werden.

Nach Nephrektomien kann man im allgemeinen zufrieden sein, wenn in den ersten Tagen post. op. 700—800 ccm Urin pro die entleert werden; ist die zurückgebliebene Niere gesund, so steigert sich die Harnmenge schon in den nächsten Tagen erheblich. Bedenklich ist der Zustand, wenn am Tage post op. nur ca. 400 ccm eines dicklichen trüben Urins entleert werden.

Nach Nephrektomien wegen Eiteransammlung in der Niere oder wegen Tuberkulose muß der Zustand der Blase genau beobachtet werden. Es ist ganz klar, daß, wenn längere Zeit Eiter oder tuberkulöse Massen die Blase passiert haben, es zu einer mehr oder minder heftigen Cystitis resp. zu tuberkulöser Erkrankung der Blase kommen muß. Es muß deshalb ev. noch wochen- und monatelang post op. Urotropin und Wildunger Wasser verabfolgt werden, und muß man den Patienten einschärfen, noch lange Zeit eine reizlose Diät innezuhalten und ganz insbesondere den Genuß kalter Getränke zu vermeiden. Manchenorts wird ausgiebiger Gebrauch von Blasenspülungen gemacht, bei tuberkulöser Erkrankung werden einige Kubikzentimeter einer 5proz. Karbollösung für 5 Minuten täglich injiciert. Im allgemeinen bessern sich die Blasenaffektionen schnell, wenn die zurückgebliebenen Nieren wirklich gesund sind, und erübrigt sich deshalb eine forcierte Behandlung der Blase von selbst. Ein geringer Grad von Cystitis bleibt meist monate-, ev. jahrelang bestehen, ohne eine nennenswerte Beeinträchtigung des Wohlbefindens und der Erwerbsfähigkeit herbeizuführen.

Ein einmaliger Temperaturanstieg auf 40° nach Nephrektomie ist nichts Besorgniserregendes.

Nachbehandlung nach Nephrotomie. Die Hauptgefahr nach Nephrotomie besteht in dem Auftreten einer Nachblutung. Tritt eine profuse Nachblutung ein, so muß schleunigst die Nephrektomie vorgenommen werden; es muß in den ersten Tagen post op. ständig eine erfahrene Pflegerin am Krankenbett sitzen, und muß alles zur Nephrektomie Notwendige stets bereit gehalten werden.

Der Urin enthält in den ersten Tagen post op. immer ziemlich reichlich Blut, was nicht weiter besorgniserregend ist.

Die eingeführten Gazestreifen werden, wenn nicht Fieber und Schmerzen auf Sekretstauung hindeuten, am 7. Tage post op. entfernt. Die Wundhöhle wird alsdann noch locker tamponiert, bis sie sich rite von innen her schließt. Da häufig genug längere Zeit sich Urin aus der Wunde entleert, muß die Haut gut mit Zinkpaste gepflegt werden.

Die Kranken dürfen nicht eher aufstehen, als bis nur noch eine oberflächliche Wunde besteht.

Nachbehandlung nach Pyelotomie. Gefährliche Nachblutungen pflegen nicht aufzutreten, wohl aber kommt es häufiger zur Bildung einer Urinfistel wie nach Nephrotomie. Es muß also ganz besonders gute Hautpflege stattfinden. Im übrigen deckt sich die Wundbehandlung mit der nach Nephrotomie.

Nachbehandlung nach transperitonealer Nephrektomie. Die Nachbehandlung ist die gleiche wie nach Laparotomien im allgemeinen.

Nachbehandlung nach lumbaler Nephrektomie. Die eingeführten Tampons werden wie üblich nach Aufweichen mit Wasserstoffsuperoxyd am 7. Tage post op. entfernt; in die Wundhöhle wird locker Gaze eingeführt, bis sich dieselbe rite von innen her schließt.

Schwierigkeiten entstehen in der Nachbehandlung nur, wenn es sich um eine tuberkulöse Niere gehandelt hat und nun aus dem Ureterstumpf tuberkulöse Massen herauswuchern. Um das Hineinwuchern dieser tuberkulösen Massen in das Nierenbett zu verhindern, wird von einer großen Zahl der Chirurgen der Ureterstumpf in die Hautwunde eingenäht; der Ureterstumpf wird nun lokal behandelt, z. B. wird er mit Perubalsam oder Jodoform betupft resp. werden diese Mittel in den Ureter eingespritzt. Die lokale Behandlung der zurückgebliebenen Tuberkuloseherde wird unterstützt nach Möglichkeit durch Hebung der allgemeinen Körperkräfte, durch Solbäder, gute Ernährung, Aufenthalt in frischer Luft.

Nachbehandlung nach Nephropexie. Bei den zurzeit am meisten geübten Methoden der Nephropexie wird unter den unteren Nierenpol ein breiter Gazestreifen geschoben, um durch Anregung der Granulationsbildung eine breite feste Narbe zu schaffen. Dieser Streifen wird, wenn nicht Fieber und Schmerzen auf erhebliche Sekretstauung hindeuten, erst nach 10—12 Tagen entfernt. In den Wundkanal wird alsdann, wie üblich, noch zunächst ein schmaler Gazestreifen eingeführt.

Der Erfolg der Nephropexie muß stets gesichert werden durch längere Befreiung von schweren Arbeiten und durch reichliche Ernährung. Anderenfalls tritt leicht ein Rezidiv auf.

Nachbehandlung nach Operationen am Ureter. Nach retroperitonealer Freilegung des Ureters durch Schnitt parallel und über dem Lig. Pouparti genügt zur Drainage meist das Einführen eines schmalen Gazestreifens, welcher nach 5—6 Tagen entfernt werden kann. Es kommt bei exakter seitlicher Naht nur selten zu Fistelbildung.

Nachbehandlung nach Implantation des Ureters in die Blase (Ureterocystanastomose). Es wird in die Blase ein Dauerkatheter eingelegt, der 6—7 Tage liegen bleibt. Eine Drainage der Nahtstelle durch die Bauchhöhle hindurch wird von den meisten Autoren nicht mehr gemacht, weil die Erfahrung gelehrt hat, daß nach 2—3 Tagen durch peritoneale Verklebungen meist eine sichere Abdichtung der Blase vorhanden ist. Mithin ist die Nachbehandlung meist höchst einfach.

B. Nachbehandlung nach Operationen an Harnblase, Prostata, männlicher Harnröhre.

Allgemeine Ratschläge für die Nachbehandlung nach Operationen an der Harnblase. Nach jeder breiten Eröffnung der Harnblase, gleichgültig, ob die Blasenwunde wieder zugenäht wird oder nicht, wird ein weicher Katheter als Verweilkatheter eingelegt. Derselbe bleibt, wenn möglich, 12 Tage liegen, denn vielfache Erfahrung hat gelehrt, daß man sich vor dem 12. Tage post. op. auf die Festigkeit der Blasennaht nicht verlassen kann. Ein früheres Herausnehmen des Katheters ist nur am Platz, wenn sich schnell eine schwere Cystitis entwickelt, wenn sich Inkrustationen am Katheter bilden, was sich z. B. dadurch bemerkbar macht, daß der Urin schlecht abfließt, oder wenn der Katheter in der Harnröhre als Fremdkörper wirkt, was sich darin äußert, daß dicker Eiter neben dem Katheter aus dem Orificium ext. herausläuft. Da ein gewisser Grad von Cystitis fast immer entsteht, pflegt man vom 3.—4. Tage post op. an täglich eine Borwasserspülung der Blase vorzunehmen, auch wird bei der leisesten Trübung des Urins sofort Urotropin verabfolgt. Befestigt wird der Katheter am Penis derart, daß an ihm, dicht nach dem Austritt aus dem Orificium ext. urethrae, eine Sicherheitsnadel befestigt wird; durch das Lumen dieser Nadel werden schmale Heftpflasterstreifchen geführt, die um den Penis geschlungen werden. Der aus der Harnröhre herausragende Teil des Katheters wird geleitet in den Hals einer zwischen den Beinen des Kranken liegenden Urinflasche; damit die Urinflasche sich nicht verschieben kann, werden die Beine des Kranken zusammengebunden.

Als Dauerkatheter benutze ich ein französisches Fabrikat, „Porges" genannt, das außerordentlich weich und biegsam ist und, ohne den geringsten Schaden zu erleiden, mit den Verbandstoffen im Autoklaven sterilisiert werden kann.

Nachbehandlung nach Laparotomie wegen Blasenruptur. Es wird ein Verweilkatheter eingelegt. Auch wenn die Blasenwunde bald nach der Ruptur einwandfrei wieder vernäht worden ist, ist doch eine ausgedehnte Abdeckung der Bauchhöhle um die Blasenwunde herum am Platz. Diese Tampons bleiben, wenn nicht durch hohes Fieber und Schmerzen eine Sekretstauung angezeigt wird, 7 Tage liegen. Nach ihrer Herausnahme wird in die Wundhöhle noch locker ein Streifen eingeführt, bis sie sich rite von innen her schließt. Tritt eine Urinfistel auf, so müssen die Bauchdecken gut mit Zinkpaste behandelt werden. Schließt sich die Urinfistel nicht spontan, so wird sie nach einem Vierteljahr operativ angegangen.

Nachbehandlung nach Sectio alta. Es wird auf jeden Fall ein Verweilkatheter durch die Harnröhre eingeführt.

Hat man die Blasenwunde völlig vernähen können, so wird nur ein schmaler Gazestreifen ins Cavum Retzii geführt und ein weiterer schmaler Streifen gegen das nabelwärts hochgeschobene Peritoneum gelegt. Diese Streifen können nach 5 Tagen herausgenommen werden; auch wenn die Blasennaht nachträglich noch etwas aufgeht, richtet das keinen Schaden an, weil sich inzwischen im Cavum Retzii genügend frische Granulationen gebildet haben, die die Entstehung einer Urininfiltration verhindern.

Bestand schon ante op. eine schwere Cystis resp. hat man die Sectio alta gerade wegen der Cystitis ausgeführt, so wird durch die Sectio-alta-Wunde ein dickes Drain bis auf den Blasenboden geführt und regelmäßig durch dasselbe Blasenspülungen vorgenommen. Zugleich wird das Cavum Retzii aber breit tamponiert, um es vor der Infektion durch den Urin zu schützen, und wird auch gegen das hochgeschobene Peritoneum ein breiter Gazestreifen gelegt. Die Bauchdecken müssen tüchtig mit Zinkpaste eingesalbt und muß mehrmals täglich Verbandwechsel vorgenommen werden. Für die Kranken und das Personal am einfachsten ist es, wenn die Verbandstoffe auf die Wunde mit Stechlaken festgelegt werden; es kann der Verbandwechsel dann ohne Schwierigkeit im Bett vorgenommen werden.

Hat man wegen Tumors ein größeres Stück Blasenwand mit Eröffnung des Peritoneums resezieren müssen, so werden die zur Abdeckung der Bauchhöhle benötigten, nicht knapp zu bemessenden Tampons so behandelt, wie es S. 37 beschrieben ist.

Nachbehandlung nach Prostatectomia suprapubica. Es wird durch die Harnröhre ein Verweilkatheter in die Blase eingeführt. Die Blasenwunde wird breit offen gelassen, und werden durch sie zwei dicke Drains bis auf den Blasenboden geführt. In das Cavum Retzii wird ein breiter Gazestreifen eingelegt, ein zweiter breiter Streifen wird gegen das hochgeschobene Peritoneum gelegt. Es muß mehrmals täglich Verbandwechsel stattfinden, und zwar ist es, wie schon bei gleicher Gelegenheit mehrmals erwähnt, am zweckmäßigsten, die Verbandstoffe mittels Stechlaken festzulegen. Wegen der stets eintretenden, nicht unerheblichen Nachblutung gleich post. op. wird schon am Abend des Operationstages eine Blasenspülung vorgenommen, damit die Drains sich nicht verstopfen. Diese Spülungen (mit Borwasser) werden weiterhin täglich einmal wiederholt, und zwar wird durchgespült einerseits von den Drains in der Sectio-alta-Wunde aus, andererseits durch den Harnröhrenkatheter. Die Gazestreifen im Cavum Retzii und am Peritoneum werden nach 5 Tagen etwa entfernt. Von den beiden Drains in der Sectio-alta-Wunde pflegt eins nach 3—4 Tagen schon spontan herausgestoßen zu werden, das 2. Drain und der Verweilkatheter in der Harnröhre werden am 7. Tage post op. herausgenommen. Alsdann finden sich rings um die Blasenwunde herum schon überall reichliche frische Granulationen. Nach Herausnahme von Katheter und Drains wird die Blase noch weiterhin täglich gespült auf die Art, daß man eine gefüllte Injektionsspritze auf das Orificium urethrae ext. aufsetzt und nun langsam den Inhalt der Spritze ausdrückt; diese Spülung geht leicht vonstatten, weil ja der Widerstand des Schließmuskels fehlt. Diese Spülungen werden 8—14 Tage fortgesetzt, alsdann muß man aufhören, weil die Blasenwunde zu diesem Zeitpunkt sich meist zu schließen pflegt und durch die Spülungen aufgerissen werden kann. Im Durchschnitt ist die Blasenwunde nach 5 Wochen verheilt. Es empfiehlt sich im allgemeinen, die Kranken nicht eher aufstehen zu lassen, als bis die Blasenwunde verheilt ist, weil sich, solange Urin sich aus der Blasenwunde entleert, schwer festsitzende praktische Verbände anlegen lassen. Ist das Allgemeinbefinden post op. schlecht, so muß der Kranke selbstverständlich baldmöglichst aus dem Bett genommen und in einen Lehnstuhl gesetzt werden.

Es ist erstaunlich, wie schnell sich wieder Kontinenz einstellt; meist besteht bei der Entlassung aus dem Krankenhause gar kein Harnträufeln mehr, sondern wird der Urin in regelmäßigen Intervallen entleert.

Nachbehandlung nach Operationen an der Harnröhre. Nach allen größeren Operationen an der Harnröhre wird ein Verweilkatheter eingelegt, über dessen Anwendungsweise im einzelnen dasselbe gilt, was S. 67 gelegentlich der Besprechung der Nachbehandlung nach Operationen an der Blase gesagt ist. An die Harnröhrenwunde wird ein Gazestreifen geführt, um den etwa trotz der Einlegung des Verweilkatheters aus der Harnröhrenwunde ausfließenden Urin nach außen zu leiten. Der Katheter muß ganz besonders nach Operationen an der Harnröhre mindestens 12 Tage liegen bleiben, um die Harnröhrennaht vom Urin zu entlasten. Frühestens darf er jedenfalls am 5. Tage post. op. herausgenommen werden, zu einer Zeit, wo man mit einigermaßen Sicherheit darauf rechnen darf, daß sich rings um den an die Harnröhrenwunde geführten Gazestreifen genügend Granulationen gebildet haben, um eine Infektion der Umgebung der Harnröhrenwunde durch Urin zu verhüten.

Die Verbandstoffe werden an der Wunde festgehalten mittels einer T-Binde.

Nach Herausnahme des Dauerkatheters muß alsbald, etwa nach 6—7 Tagen schon, mit Bougieren begonnen werden. Benutzt werden Metallsonden mittlerer Stärke, die etwa 10 Minuten jedesmal liegen bleiben. Bougiert wird zunächst etwa wöchentlich zweimal, nach ca. 4 Wochen wöchentlich nur einmal. Späterhin genügt Einlegen des Bougies in Intervallen von 2—3 Wochen. Vor allem aber muß das Bougieren jahrelang fortgesetzt werden.

C. Nachbehandlung nach Operationen an den männlichen Geschlechtsorganen.

Nachbehandlung nach Operation der Phimose. Der zweckmäßigste Verband ist der sog. ,,Krönchenverband", der darin besteht, daß eine aufgerollte Gazeplatte ringsherum auf die

Wunde mittels der langgelassenen, auseinandergebreiteten Seidenfäden festgebunden wird. Die Enden der Gazerolle werden bei zurückgestreiftem Präputium fest geknotet. Es empfiehlt sich dringend, die Kranken die ersten 7 Tage post op. im Bett zu lassen, um die sehr unangenehme Schwellung des aufgeschnittenen Präputium möglichst zu mindern. Um den Penis wird über den Krönchenverband lockere Gaze gelegt zum Aufsaugen von Urin und Wundsekret und mittels einer T-Binde befestigt. Beim Urinieren muß stets darauf geachtet werden, daß das Präputium zurückgestreift ist.

Nach Herausnahme der Fäden werden Verbände gemacht mit schmalen Borsalbeplatten, die bei zurückgestreiftem Präputium mittels einer schmalen Binde festgewickelt werden.

Die fast stets zurückbleibende Schwellung des Präputium verliert sich im Laufe der Zeit.

Nachbehandlung nach Operationen am Penis. Es muß vor allem durch Darreichung von Brompräparaten dafür gesorgt werden, daß keine Erektionen eintreten.

Ist die Pars cavernosa der Harnröhre verletzt, so gelten die allgemeinen Regeln für die Nachbehandlung nach Operationen an der Harnröhre.

Sind Hautdefekte am Penis durch Thiersche Läppchen gedeckt worden, so muß durch Überbinden von wasserdichtem Stoff nach Möglichkeit die Benetzung der Wunde durch Urin verhütet werden. Derartige Verbände dürfen vor allem nicht zu massig gemacht werden, es wird nur eine mäßig dicke Gazeplatte auf die Läppchen gelegt (darüber wasserdichter Stoff, darüber eine schmale Gazebinde). Ich bin nach Ausführung von Transplantationen am Penis stets ohne das Einlegen eines Dauerkatheters, wie es anderenorts üblich ist, ausgekommen.

Die Erektionsfähigkeit des Penis nach Transplantation von Hautdefekten an ihm mittels Thierscher Läppchen ist eine erstaunlich gute.

Nachbehandlung nach Amputatio penis. Es muß ein Dauerkatheter eingelegt werden, bis die Wunde verheilt ist, weil anderenfalls das Herüberfließen von Urin über die Wunde außerordentlich schmerzhaft sein würde.

Nachbehandlung nach Operation der Hydrocele testis. (Verfahren nach v. Bergmann und Winkelmann.)

Störungen des Wundverlaufs erfolgen in der Hauptsache durch Hämatombildung. Dem wird entgegengewirkt durch Emporheben des Scrotum durch ein festanliegendes Suspensorium sowie durch einen untergelegten Sandsack. Ein gewisser Grad von Hämatombildung, besonders um den Samenstrang herum, ist fast immer vorhanden, doch ist die Hämatombildung nach der Winkelmannschen Operation erheblich geringer wie nach der v. Bergmannschen. Ein mäßig großes Hämatom resorbiert sich innerhalb einiger Tage spontan; kommt es zu sehr erheblicher Ausdehnung des Scrotum, so wird zunächst versucht, mit einer nicht zu dünnen Kanüle das Blut herauszusaugen; gelingt das nicht, so wird die Hautnaht mit einer anatomischen Pinzette nach Herausnahme einiger Nähte gelüftet und das Blut nach Möglichkeit exprimiert.

Die Kranken stehen etwa am 12. Tage post op. auf. Das Suspensorium wird 6—8 Wochen getragen.

Nachbehandlung nach Kastration. Es wird ebenfalls ein enganliegendes Suspensorium angelegt, das auch nach völliger Wundheilung noch 6—8 Wochen getragen wird.

D. Nachbehandlung nach Operationen an den weiblichen Geschlechtsorganen.

1. Nachbehandlung nach vaginalen Operationen.

Allgemeine Ratschläge. Die in die Vagina post op. eingeführten Gazestreifen müssen dicht außerhalb der Vulva abgeschnitten werden, weil lang heraushängende Gaze sich mit Urin infiltriert und Ekzem erzeugt.

Wird nach vaginaler Operation nicht spontan uriniert, so wird zunächst ein Termophor auf die Blasengegend gelegt, der Oberkörper des öfteren vorsichtig aufgerichtet und Fol. uv. ursi verabfolgt. Erfolgt aber am Frühvormittag des 1. Tages post op. keine Urinentleerung, so muß katheterisiert werden. Kommt die Urinentleerung auch späterhin nicht in Gang, so muß 2 mal täglich katheterisiert werden.

Kommt es infolge Entstehens einer Blasenscheidenfistel oder infolge von Insuffizienz des M. sphincter vesicae zu Harnträufeln, so ist das ein die Frauen in höchstem Maße belästigender Zustand.

Alle Bandagen, die zum Auffangen des Urins konstruiert sind, erfüllen ihren Zweck nur unvollkommen, sind vor allem dadurch höchst lästig, daß sie zwischen den Beinen herunterhängen und das Gehen erschweren. Das zweckmäßigste Verfahren zum Aufsaugen des Urins scheint mir das zu sein, daß die Frauen die bei der Menstruation üblichen Vorlagen tragen, die vorn und hinten an einen Beckengurt aufgehängt werden; diese Vorlagen können dann nach Bedarf ausgewechselt werden.

Nachbehandlung nach Curettement. Gleich nach der Operation wird eine Ergotineinspritzung ins Gesäß vorgenommen. Der in die Vagina eingeführte Streifen wird am 2. Tage post op. entfernt. Die ersten 5 Tage post op. wird Ergotin per os verabfolgt (Sol. extr. secalis corn. 2/17,0: Glycerin 3,0; DS 3 mal täglich 20 Tropfen). Am 5. Tage post op. erste Beizung der Uterusschleimhaut, 4—5 Tage später zweite Beizung; ist das Curettement wegen Blutungen erfolgt, wird mit 5 proz. Jodtinktur, ist es wegen einer mit starkem Fluor einhergehenden Endometritis erfolgt, wird mit 1 proz. Formalinlösung gebeizt.

Erstes Aufstehen am Tage nach der ersten Beizung.

Nachbehandlung nach Ausräumung eines Aborts. Gleich nach der Ausräumung wird eine Ergotineinspritzung ins Gesäß vorgenommen.

Der in die Vagina eingeführte Streifen wird am 2. Tage post op. entfernt. Genau wie nach einem Curettement wird in den ersten 5 Tagen post op. Ergotin per os verabfolgt. Vaginalspülungen sind nicht angebracht; ev. wird in der 2. Woche nach der Ausräumung vor dem Aufstehen einmal gespült.

Erstes Aufstehen, auch bei fieberfreiem Verlauf, erst am 9. Tage post op., weil noch am 8. Tage nach der Ausräumung sich schwere, mit Schüttelfrost beginnende Infektionen eingestellt haben.

Nachbehandlung nach Kolporrhaphie und Dammplastik. Die ersten 6 Tage post op. wird flüssige Kost verabfolgt, um Stuhlentleerung nach Möglichkeit zu verhindern. Ist vor der Operation gut abgeführt, so ist die Verabfolgung von Opium überflüssig. Treten in den ersten Tagen post op. Blähungsbeschwerden ein, so werden dieselben durch Auflegen eines Termophors auf den Leib und Verabfolgung von Kümmeltee gemildert. Die Applikation von Glycerineinspritzungen in den Mastdarm ist verboten. Am 7. Tage post op. wird morgens ein mildes Abführmittel (Karlsbader Salz) eingegeben; sobald eine ausgiebige Stuhlentleerung erfolgt ist, kann feste Nahrung gereicht werden. Der Streifen in der Vagina wird am 2. Tage post op. entfernt. Die erste Vaginalspülung mit Lysollösung wird in der Regel am 5. Tage post op. vorgenommen, weil zu dieser Zeit die Zersetzung der Catgutfäden, die zur Naht benutzt wurden, einsetzt und sich in der Absonderung eines dicklichen eitrigen Sekrets bemerkbar macht. Diese erste Spülung wird unter niedrigem Druck, d. h. bei tief gehaltenem Irrigator vorgenommen. Nächste Spülung am 7. Tage post op., schon unter etwas stärkerem Druck. Späterhin wird noch jeden 2.—3. Tag etwa gespült.

Die Nähte am Damm, wenn mit Seide genäht ist, werden erst am 10. Tage post op. entfernt. Damit die Dammnähte gut halten, werden die Beine der Kranken die ersten 10 Tage post op. zusammengebunden, auch dürfen die Beine beim Verbandwechsel nicht gespreizt werden.

Erstes Aufstehen $2^{1}/_{2}$ Wochen post op. Es ist für mindestens ein Vierteljahr Heben und Tragen von schweren Gegenständen zu verbieten.

Nachbehandlung nach vaginaler Uterusexstirpation. Es wird 5 Tage lang flüssige Diät eingehalten. Ist der Heilverlauf ein sehr guter, so können am 4. Tage post op. schon 1—2 Zwiebäcke und etwas Weingelee verabfolgt werden. Bestehen in den ersten Tagen post op. Blähungsbeschwerden, so wird ein Termophor auf den Leib gelegt und Kümmeltee zum Trinken gegeben. Glycerineinspritzungen dürfen nicht verabfolgt werden, weil die Ligaturen der Aa. uterinae gelockert werden könnten. Am 6. Tage post op. wird ein leichtes Abführmittel (Karsbader Salz) eingegeben. Ist genügend Stuhl erfolgt, wird mit flüssiger Ernährung begonnen.

Für die ersten 5—6 Tage werden die Beine zusammengebunden. Genau wie nach einer Kolporrhaphie wird der Streifen in der Vagina am 2. Tage post op. entfernt. Am 5. Tage post op. erste Vaginalspülung, weil zu dieser Zeit sich die zur Naht benutzten Catgutfäden zersetzen und eine eitrige Sekretion herbeiführen; die Spülung wird ausgeführt mit Lysol und unter niedrigem Druck, d. h. bei niedrig gehaltenem Irrigator. Nächste Spülung am 7. Tage post op., schon unter etwas höherem Druck.

Erstes Aufstehen nach $2^1/_2$ Wochen. Für das erste Vierteljahr ist Heben und Tragen schwerer Gegenstände zu verbieten.

Nachbehandlung nach Incision einer verjauchten Hämatocele vom hinteren Scheidegewölbe aus. Es wird nach der Incision ein dickes Drain eingelegt. Da es sich in der Regel um große Blutkoagula handelt, die durch ein Drain nicht abfließen, so muß man die Absceßhöhle tagtäglich nach Herausnahme des Drains gründlich mittels eines dicken Uteruskatheters mit Borwasser ausspülen, bis alle Koagula entfernt sind.

Das Drain wird etwa vom 7. Tage post op. an weggelassen. Bleibt es länger liegen, kann es durch Druck schädlich wirken.

Anhang.

Nachbehandlung nach der Operation nach Alexander Adams. Bei klobigem Uterus wird für die ersten 4—6 Wochen ein Pessar eingelegt, um die Nähte, mit denen die Ligamenta rotunda an der Fascie befestigt sind, zu entlasten. Es muß in diesem Falle natürlich täglich eine Vaginaspülung vorgenommen werden.

Erstes Aufstehen 14 Tage post op.

2. Nachbehandlung nach Operationen an den weiblichen Geschlechtsorganen mit Hilfe der Laparotomie.

Allgemeine Ratschläge. Es gelten die allgemeinen Regeln der Nachbehandlung nach Laparotomien, wie sie S. 34—37 gegeben sind.

Schwierig ist die Nachbehandlung, wenn wegen eitriger Prozesse in der Tiefe des kleinen Beckens von der Bauchdeckenwunde aus drainiert worden ist; sind die Tampons und Drains, wie üblich, am 7. Tage post op. herausgenommen, so gelingt es nur schwer, wieder einen schmalen Gazestreifen oder ein dünnes Drain in die Tiefe des kleinen Beckens herunterzuführen, weil nach Herausnahme der ersteingelegten Tampons die Intestina schnell von allen Seiten aneinander rücken. Es ist aber weitere Drainage, um Retentionen zu vermeiden, meist noch dringend notwendig; man faßt die Spitze eines schmalen Streifens mit einer langen Pinzette und führt den Streifen unter vorsichtigem Sondieren und Andrücken bis in den tiefsten erreichbaren Punkt.

Diese Drainage des kleinen Beckens gelingt überhaupt noch am leichtesten, wenn man die Gazestreifen durch kleine Bauchschnitte über den Ligamenta Pouparti herausleitet, wie ich es seit Jahren übe. Ist alles Krankhafte, also z. B. eine geplatzte Pyosalpinx, rite entfernt, so schließt sich die Wundhöhle in der Tiefe meist schnell. Aber auch, wenn zunächst ein schmaler langer Fistelgang zurückbleibt, ist die Prognose nicht ungünstig. Man läßt die Kranken trotz der Fistel aufstehen, verbindet die Fistel nur äußerlich und erlebt oft noch nach einem Vierteljahr spontane Heilung.

Ist das Rectum verletzt, das kleine Becken aber ausgiebig drainiert, so kommt es meist nicht zu einer Peritonitis, sondern zu einer Kotfistel, die zwar zunächst recht unangenehm ist, aber sehr häufig, wenn die Verletzung nicht zu arg ist, dadurch spontan ausheilt, daß von allen Seiten die Intestina zusammenrücken und die Granulationsflächen in der Tiefe der Wundhöhle miteinander verwachsen.

Kommt es trotz ausgiebiger Drainage des kleinen Beckens zu Peritonitis, so tritt dies Ereignis meist erst am Ende der 1. Woche post op. auf, weil das Emporsteigen der Infektion aus dem kleinen Becken mehrere Tage in Anspruch nimmt.

Nach allen gynäkologischen Laparotomien muß gut aufgepaßt werden, ob genügende Mengen Urin entleert werden, d. h. ob ev. ein Ureter unterbunden ist. Erscheint die Unterbindung eines Ureters sicher, muß sofort operativ vorgegangen werden.

Relativ häufig nach gynäkologischen Laparotomien ist das Auftreten eines Adhäsionsileus; die Darmschlingen verkleben an den Adnexstümpfen und anderen ähnlichen Stellen, die nicht genügend peritonisiert sind.

Nachbehandlung nach Exstirpation einer geplatzten Extrauteringravidität. Es muß gut auf die Herztätigkeit geachtet und ausgiebiger Gebrauch von Kochsalzinfusionen gemacht werden.

Da es fast nie gelingt, das ganze in die Bauchhöhle ausgetretene Blut bei der Operation zu entfernen, so kommt es in der Regel durch die Zersetzung und Resorption der zurückgebliebenen Blutkoagula zu Temperatursteigerungen von mäßiger Höhe, die ev. 6—7 Tage anhalten. In einigen Fällen, wo viel Blut zurückgeblieben ist, sammelt sich dasselbe im Douglas an, und kommt es hierselbst zur Bildung von gut abgekapselten Abscessen, die vom hinteren Scheidengewölbe aus eröffnet werden. Nachbehandlung solcher Abscesse vgl. S. 43—44.

Nachbehandlung nach Exstirpation des myomatösen Uterus per laparotomiam. Wenn auch heute von vielen Autoren bezweifelt wird, daß es ein sog. „Myomherz" gibt, so ist es doch zweifellos, daß eine große Zahl der Myomkranken, die zur Operation kommen, nicht sehr leistungsfähige Herzen besitzen. Das liegt einerseits daran, daß eine große Zahl der Kranken, die zur Operation kommen, wegen Blutungen kommen; bei ihnen hat das Herz unter den langanhaltenden Blutverlusten gelitten, und andererseits finden wir Myome sehr häufig gerade bei überaus fettleibigen Personen, die infolge der allgemeinen Adipositas auch keinen intakten Herzmuskel mehr besitzen. Man muß also in der Regel damit rechnen, daß die Leistungsfähigkeit des Herzens keine große ist. Es gilt prophylaktisch Digalen zu geben, die Kranken möglichst bald im Bett aufzurichten. Daß es bei der relativen Häufigkeit von Erkrankung des Herzens auch relativ häufig zu Thrombose und Embolie kommt, liegt auf der Hand.

Nachbehandlung nach der Exstirpation des carcinomatösen Uterus per laparotomiam. Es hängt alles davon ab, ob es gelingt, durch entsprechend festen Abschluß der Bauchhöhle (zweietagige Übernähung der Wundhöhlen mit Peritoneum nach Bumm) resp. durch Drainage, sei es von der Bauchdeckenwunde aus, sei es per vaginam, das Eintreten einer Peritonitis zu verhüten. Ist einmal eine Peritonitis eingetreten, so ist die Therapie machtlos.

Im übrigen gelten die allgemeinen Regeln der Laparotomienachbehandlung. Ist per vaginam drainiert, so müssen die eingelegten Streifen alle 2—3 Tage gewechselt werden.

Nachbehandlung nach Exstirpation von Ovarialtumoren. Nach Exstirpation von überaus großen Cysten des Ovars besteht die Gefahr der Verblutung in die Bauchhöhlengefäße, weil kolossale Blutdruckveränderungen in der Bauchhöhle eintreten. Es entsteht ein großer leerer Raum in der Bauchhöhle, der ausgefüllt werden muß, und da kommt es leicht zu starkem Blutzufluß. Diese abnorme Füllung der Bauchhöhlengefäße mit Blut führt zu schweren Kollapszuständen, verbunden mit starker Blässe des Gesichtes und erheblicher motorischer Unruhe. Der

Kollaps kann noch mehrere Stunden nach der Operation auftreten.

Prophylaktisch werden nach Exstirpation übergroßer Ovarialcysten recht feste, die Bauchhöhle einengende Verbände angelegt.

VI. Nachbehandlung nach Operationen an der Wirbelsäule und den Gliedmaßen.

A. Nachbehandlung nach Laminectomie.

Es wird Rückenlage eingenommen.

Die Wundheilung ist in vielen Fällen ungestört, das häufig zur Ableitung von Blut eingeführte kurze Drain wird am 2. Tage post. op. herausgenommen.

Störungen des Krankheitsverlaufes treten ein

1. durch Infektion: Kommt es zu einer Meningitis, so ist die Therapie meist machtlos. Man kann höchstens versuchen, durch Punktionen des Subduralraums Erleichterung zu schaffen.

2. durch dauernden Ausfluß des Liquor cerebrospinalis: Es kommt zu einer Liquorfistel vor allem durch nicht exakte Naht der Dura mater. Bisweilen gelingt es, bei beginnendem Liquorfluß durch wiederholte Punktionen des Subduralraums das Entstehen einer Fistel zu verhüten; kommt es aber zur Fistelbildung, so muß durch strenge Antisepsis das Eintreten der Infektion verhütet werden.

Bestehen schon vor der Operation Lähmungen an den Extremitäten oder treten Lähmungen post op. auf, so muß fleißig elektrisiert und massiert werden.

Es muß ganz besonders sorgfältig dem Entstehen eines Decubitus entgegengewirkt werden.

B. Nachbehandlung nach Operationen an den Gliedmaßen.

Allgemeiner Teil.

1. Treten nach Verletzungen, nach Spaltung ausgedehnter Phlegmonen größere Hautdefekte ein, so darf man diese nur bis zu einem gewissen Grade der Spontanheilung überlassen. Selbst große Hautdefekte heilen ja oft spontan durch Epitheli-

Operationen an den Gliedmaßen. Allgemeiner Teil.

sierung von den Rändern her; das so entstehende Narbengewebe ist aber meist außerordentlich zart und wenig widerstandsfähig, und führt das Aufbrechen dieser zarten Narben, besonders bei Unfallpatienten, oft erneut zu wiederholten, langwierigen und langweiligen Krankenhauskuren. Außerdem kommt es nach spontaner Überhäutung großer Hautdefekte in dem neugebildeten Narbengewebe häufig zu hochgradiger Schrumpfung, die dann ihrerseits zu entsprechenden, kosmetisch und funktionell außerordentlich störenden Kontrakturen führt.

Im Prinzip muß jeder Hautdefekt, etwa von Kleinhandtellergröße an, durch Transplantation gedeckt werden, sobald sich die Wunde mit frischen Granulationen bedeckt hat.

2. **Nachbehandlung nach Operationen wegen Osteomyelitis.** a) Die Entfieberung nach Incision osteomyelitischer Abscesse tritt recht oft erst spät ein; auch wenn es sich nicht um schwer infektiöse Prozesse handelt, die auf einfache Incision hin nicht ausheilen, bestehen zum Teil 1—2 Wochen lang nicht unerhebliche Temperatursteigerungen. Diese Temperatursteigerungen nach der Incision geben also an sich noch keine Indikation zu radikalem Vorgehen.

Das oder die Drains werden langsam gekürzt und allmählich durch dünnere ersetzt. Späterhin, wenn nur noch geringfügige Sekretion besteht, können sie ganz weggelassen werden und wird nur noch äußerlich verbunden. Da in der Mehrzahl der Fälle doch zunächst Fistelbildung eintritt, braucht man die Kranken nicht zu lange im Bett zu halten. Man läßt sie aufstehen, sobald sie einige Zeit fieberfrei sind und nur noch geringe Sekretion besteht; die Radikaloperation darf ja doch erst nach 5—6 Monaten, wenn völlige Sonderung des gesunden und kranken Knochens eingetreten ist, vorgenommen werden.

Besondere Vorsicht ist aber erforderlich bei den Osteomyelitiden, die sich dicht an den großen Gelenken abspielen; es kommt bisweilen schon in den ersten Wochen der Erkrankung zu einer so hochgradigen Zerstörung des Gelenks, daß Subluxationen auftreten. Auch spontane Epiphysenlösungen werden des öfteren beobachtet. Bemerkt man das Auftreten derartiger Subluxationen, so müssen die Glieder energisch, ev. in Narkose, gestreckt und in Streckstellung (ev. durch locker angelegten Gipsverband) fixiert werden.

b) Nach der Sequestrotomie muß die betreffende Extremität gut geschient werden. Bei den Verbandwechseln muß das Glied vorsichtig abgewickelt und sorgfältig gehalten werden, die Gefahr des Eintretens einer Fraktur ist eine große. Es passiert hin und wieder noch nach Wochen, wenn die Wundhöhle sich schon fast geschlossen hat, daß durch unvorsichtige Bewegungen, z. B. schnelles Erheben des Armes seitens des Kranken aus Freude, daß nun Genesung bevorsteht, das Glied frakturiert. Tritt auf derartigem Wege eine Fraktur ein, so muß das Glied vorsichtig geschient werden, nach den sonst üblichen Grundsätzen der Frakturbehandlung; es kommt meist, trotz der ungünstigen Nebenumstände, zu genügender Callusbildung.

Die Wundhöhlen werden breit austamponiert, und muß durch fortgesetzte ausgiebige Tamponade dafür gesorgt werden, daß sich die Wundöffnung nicht voreilig zusammenlegt und Fisteln entstehen. Hat sich die Wundhöhle in der Tiefe gesäubert und ist sie auf bestem Wege, sich zu schließen, so kann die Heilung der weitklaffenden Hautwunde durch Zusammenziehen der Hautränder mit Heftpflaster beschleunigt werden.

Da wegen des langen Heilverlaufes und der erwähnten Gefahr der Frakturbildung des betreffenden Gliedes lange Zeit geschient werden muß, besteht große Gefahr der Versteifung der großen Gelenke; man arbeitet der Ankylosenbildung entgegen dadurch, daß bei jedem Verbandwechsel vorsichtig passive Bewegungen ausgeführt werden.

Tritt Fistelbildung ein, was oft geschieht, trotz sorgfältig ausgeführter Operation, so muß man der Fistel ein Halbjahr Zeit geben, sich noch spontan zu schließen. Oft genug stoßen sich ohne Nachhilfe noch nach Monaten Sequester ab, worauf die Fistel prompt heilt.

3. Nachbehandlung von Amputationsstümpfen. Die Amputationsstümpfe müssen der von Hirsch angegebenen (Verhandlungen der deutschen Gesellschaft für Chirurgie 1900) Nachbehandlung mit Gymnastik, Massage und allmählich stärker werdender Belastung unterworfen werden. Das Tragen der Prothese wird viel besser vertragen, wenn der Stumpf täglich massiert und eingewickelt, wenn er etwas mit Rum oder Franzbranntwein eingerieben und wenn zunächst ein weicher Strumpf getragen wird. Es müssen Tretübungen mit dem Stumpf vorgenommen werden

gegen eine erst stark, dann allmählich immer weniger dick gepolsterte harte Unterlage.

4. Konnte bei Amputationen wegen Infektion die Haut über dem Stumpf nicht vernäht werden, so wird der Stumpf fest tamponiert, und werden die Hautlappen über die Tampons gestreift. Sieht der Stumpf nach einigen Tagen sauber aus, so werden einige Situationsnähte gelegt und durch Einlegen zweier seitlicher Drains das sich noch bildende Sekret abgeleitet.

Reinigt sich der Stumpf nur langsam und schrumpfen die Hautlappen stark zusammen, so muß Nachamputation vorgenommen werden, sobald sich der Stumpf mit frischen Granulationen bedeckt hat.

5. Beschaffung von Prothesen nach Amputationen. Mit der Beschaffung der definitiven Prothesen muß 4—6 Monate gewartet werden, bis die Muskeln der Stümpfe den Grad der Atrophie erreicht haben, der als dauernd anzusehen ist. Für die Mitglieder der arbeitenden Klassen werden möglichst einfache, aber solide Prothesen beschafft.

Nach Amputationen an der unteren Extremität werden provisorische Prothesen angefertigt, über deren Herstellung im speziellen Teil das Entsprechende gesagt werden wird.

6. Drainage nach Gelenkresektionen. Bei der Drainage resezierter Gelenke muß es vermieden werden, Drains oder Gazestreifen durch das Gelenk hindurchzuziehen. Dieses Verfahren ist für die Kranken außerordentlich schmerzhaft und verzögert außerdem die Wundheilung in der Tiefe der Gelenke. Nach Resektion nichtinfizierter Gelenke gelingt es meist, für den nötigen Abfluß von Blut und Wundsekret dadurch zu sorgen, daß kleine Teile der Hautschnitte an den abhängigen Partien offen bleiben und nun leicht komprimierende Verbände angelegt werden. Vielfach wird nach Resektion nichtinfizierter Gelenke der Hautschnitt völlig vernäht. Ist wegen Infektion reseziert, so werden seitlich kurze Drains oder Streifen von ein oder mehreren Stellen aus eingeführt.

7. Behandlung von nach Resektion tuberkulöser Gelenke zurückbleibenden Fisteln. Bleiben nach Resektion tuberkulöser Gelenke Fisteln zurück, so darf nicht beim Verbandwechsel dauernd der scharfe Löffel benutzt werden. Es ist durchaus nicht immer gesagt, daß diese Fisteln tuberkulöser Natur sind.

Man verbinde möglichst indifferent und lasse der Fistel mindestens ein Vierteljahr Zeit, sich noch spontan zu schließen. Oft heilt die Fistel plötzlich zu, nachdem noch ein kleiner Sequester sich ausgestoßen hat oder nachdem durch allgemeine Kräftigung des Körpers kleine tuberkulöse Herde überwältigt sind. Wird die Fistelbildung aber bedingt durch Zurückbleiben tuberkulöser Herde (es werden mit Vorliebe Teile der erkrankten Synovialis zurückgelassen), die sich langsam wieder vergrößern, so nützen Exkochleationen gar nichts, es muß der Krankheitsherd ausgiebig freigelegt und rite exstirpiert werden. Die Feststellung aber, daß ein Rezidiv eingetreten ist, kann, wie gesagt, mit Sicherheit frühestens nach 3—4 Monaten stattfinden.

8. **Nachbehandlung nach Nervennaht.** Ist die Naht des Nerven unter großer Spannung ausgeführt, so wird sie durch Anlegung der Verbände bei flektierter Stellung der benachbarten großen Gelenke entlastet. Die Feststellung des betreffenden Gliedes muß mindestens 3 Wochen lang fortgesetzt werden. Nach 3 Wochen wird alsdann mit Massage und Galvanisation des betreffenden Gliedes begonnen und wird diese Nachkur, wenn möglich, monatelang fortgesetzt. Der Erfolg der Nervennaht stellt sich, wie bekannt, erst im Verlaufe eines Dreivierteljahrs ein.

Hat man zur Sicherung der Nervennaht die benachbarten Gelenke in flektierter Stellung feststellen müssen, so wird nach Aufhören der Fixation ganz vorsichtig mit Bewegungsübungen begonnen.

9. Schnelles Trocknen von Gipsverbänden ist nur möglich, wenn das Glied abgedeckt bleibt.

10. Beim Verbinden von großen Wunden kann man die Schmerzen etwas lindern durch Anlegen der Staubinde.

Spezieller Teil.

1. Obere Extremität.

Nachbehandlung nach operativen Eingriffen am Schultergelenk. Allgemeine Ratschläge. Stets müssen die Verbände bei abduziertem Oberarm angelegt werden, weil das Schultergelenk große Neigung zu Adductionscontractur zeigt. Hat man das Gelenk einige Zeit bei adduziertem Oberarm fixiert, so gelingt es späterhin nur unter größten Schwierigkeiten, eine einigermaßen ausgiebige Abductionsfähigkeit des Oberarms wieder zu erreichen. Man verbindet, wenn irgend möglich, bei auf 90° eleviertem Oberarm. Diese Stellung wird fixiert entweder durch Einschieben zweier großer Holzwollkissen in die Achsel oder durch Anlegung eines Extensionsverbandes. Die Elevation des Armes wird nicht eher aufgegeben, als bis die Wundbehandlung in der Hauptsache abgeschlossen ist, die Kranken also kein Bedürfnis mehr haben, durch Anziehen des Oberarmes an den Körper die Wundschmerzen zu mildern.

Die methodische orthopädische Nachbehandlung setzt erst ein, wenn die Wunden in der Hauptsache verheilt sind. Vorher aber kann schon viel Gutes geschaffen werden, wenn beim Verbandwechsel der Arm einige Male vorsichtig bewegt wird. Das einfachste Verfahren zur Mobilisierung des Schultergelenkes besteht darin, daß man über eine Rolle an der Decke des Zimmers ein dickes Tau legt, an dessen Enden sich je ein Handgriff befindet, und daß nun der Kranke selber sich mit dem gesunden Arm den kranken in die Höhe zieht.

Nach Versorgung von Verletzungen des Schultergelenks (Schußwunden!) beginnt die orthopädische Nachbehandlung je nach der Schwere der Knochenverletzungen. Sind die Knochenverletzungen hochgradig, darf frühestens 3—4 Wochen nach der Verletzung mit Bewegungsübungen begonnen werden.

Nachbehandlung nach blutiger Einrenkung der Schultergelenksluxation. Die orthopädische Nachbehandlung beginnt ganz vorsichtig 14 Tage post op., wenn die Operationswunde einigermaßen fest verheilt ist. Die Wundheilung wird häufig durch Hämatombildung verzögert.

Nachbehandlung nach Resektion des Schultergelenks. Die Ableitung von Blut und Wundsekret wird besorgt meist durch Einlegen von 1—2 dünnen Drains, die 2—3 Tage post op. herausgenommen werden. Entleert sich spontan oder auf Druck noch etwas Sekret, so werden die Drains gekürzt und noch für einige Tage wieder eingelegt.

Prothesenbehandlung nach Exarticulatio humeri. Die Prothesenbehandlung hat eigentlich nur psychischen und kosmetischen Wert. Beweglichkeit des künstlichen Armes kann deswegen kaum erzielt werden, weil die Funktion des M. deltoideus ausgeschaltet ist. Bewegungen des Armes werden nur insofern ermöglicht, als kleine Exkursionen nach vorn und hinten gemacht werden können.

Der künstliche Arm wird an eine feste Schulterkappe gehängt, die nach Gipsabguß angefertigt ist. Über die gesunde Schulter wird ebenfalls eine Kappe gefertigt, aber nur eine leichte aus Stoff. Der künstliche Arm wird auch mit dieser Kappe mittels Gurten befestigt.

Prothesenbehandlung nach Amputatio interscapulothoracica. Es gilt das für die Prothesenbehandlung nach Exarticulatio humeri Gesagte.

Nachbehandlung nach Operationen am Oberarm. Nach allen größeren Operationen am Oberarm müssen Schulter- und Ellbogengelenk immobilisiert werden. Ich mache das am liebsten mittels eines Triangels aus Pappe, der in jedem einzelnen Falle nach den Maßen des gesunden Armes angefertigt wird: man nimmt eine lange Pappschiene, stemmt das eine Ende in die Achselhöhle der gesunden Seite bei etwas gehobenem Oberarm und rechtwinklig gebeugtem Vorderarm und markiert an der Schiene die tiefste Stelle der Ellenbeuge. Entsprechend dieser Stelle wird die Schiene an der Außenfläche oberflächlich quer eingekerbt und entsprechend dieser Einkerbung geknickt. Alsdann Markieren des Proc. styloideus radii an der Schiene, dieselbe wird entsprechend dieser Stelle wiederum an der Außenfläche oberflächlich eingekerbt und geknickt. Nun wird der Vorderarm quer vor die Brust gelegt und wird die Entfernung zwischen Proc. styloideus radii und Achselhöhle auf der Schiene markiert; das überflüssige Ende der Schiene wird abgeschnitten. Der Triangel wird mittels breiten Heftpflasters geschlossen und gut mit Watte gepolstert.

Der Triangel sichert erstens die ruhige Lage der Wunde, zweitens bewirkt er die notwendige Abduction im Schultergelenk (siehe Nachbehandlung nach Operationen am Schultergelenk), drittens ermöglicht er bei aseptischem Wundverlauf ein frühes Aufstehen der Kranken bei völliger Ruhe der Wunde.

Nachbehandlung nach Amputatio humeri. Der Stumpf wird gegen äußere Schädlichkeiten geschützt durch eine ringförmige Pappschiene, bis zur völligen Wundheilung. Der Wundverband muß Schultergelenk und Brust umfassen.

Herausnahme der Drains am 2.—3. Tage post op.; entleert

Obere Extremität. 85

sich noch Blutserum oder Wundsekret, werden die Drains gekürzt und für einige Tage noch wieder eingelegt.

Beschaffung der Prothese nach 4 Monaten.

Nachbehandlung nach Operationen am Ellbogengelenk. Die Feststellung des Gelenkes nach Operationen wird bewerkstelligt bei rechtwinklig gebeugtem und supiniertem Vorderarm durch 2 kurze, seitlich anzulegende rechtwinklige Pappschienen sowie durch eine dorsal anzulegende gebogene Drahtschiene, die bis zum Handgelenk reicht. Neuerdings sind einige Autoren der Ansicht, daß es für Wiederherstellung der Beweglichkeit des Ellbogens vorteilhafter sei, wenn der Vorderarm leicht proniert fixiert wird.

Bei den Verbandwechseln müssen Ober- und Vorderarm sehr gut gehalten werden, damit die Knochenstümpfe, die ja außerordentlich mobil sind, sich nicht gegeneinander verschieben können. Was die Drainage nach Resektionen betrifft, so sei daran erinnert, daß keine Streifen oder Drains durch das Gelenk hindurchgezogen werden sollen. Ist die Resektion wegen nichtinfektiöser Prozesse ausgeführt und hat man die Methode von Hüter angewandt, so sorgt man für den nötigen Abfluß von Blut und Wundsekret am einfachsten dadurch, daß man die beiden seitlichen Schnitte in der Mitte etwas offen läßt und nun einen ziemlich festen Verband anlegt; dann entleeren sich die Sekrete ohne Schwierigkeit durch diese beiden Öffnungen. Eine Verlängerung der Heilungsdauer durch die nicht vollständige Hautnaht ist nicht zu befürchten; die kleinen Wunden heilen schnell per secundam.

Ist die Resektion wegen Infektion des Gelenkes erfolgt, so wird die Drainage bewerkstelligt bei der Hüterschen Methode durch 2 kurze seitliche Drains.

Nach Resektion des Ellbogengelenks besteht zunächst eine außerordentlich ausgiebige, höchst unangenehme Beweglichkeit der Knochenstümpfe gegeneinander. Sache der Nachbehandlung ist es daher, das Entstehen eines Schlottergelenks zu verhindern. Es darf das Gelenk nicht zu früh freigegeben werden. Andererseits darf auch nicht zu lange immobilisiert werden, weil Ankylosen entstehen können, die die Arbeitsfähigkeit erheblich hemmen; es muß vor allem berücksichtigt werden, daß durch die, durch die Verkürzung des Gelenkes bedingte, schnell vor sich gehende Weichteilschrumpfung um das resezierte Gelenk herum schon an sich der Entstehung eines nennenswerten Schlottergelenks entgegengewirkt wird. Im allgemeinen wird das Gelenk für 3 bis 4 Wochen in fixierende Verbände gelegt, doch werden schon vom 3., 4. Verbandwechsel an vorsichtige passive Bewegungen ausgeführt. Ist nach 3—4 Wochen noch eine derartig hochgradige abnorme Beweglichkeit im Gelenk vorhanden, daß der Vorderarm hin und her schlottert, so wird ein Schienenhülsenapparat beschafft, der Ober- und Vorderarm in richtiger Stellung gegeneinander fixiert, aber Beugung und Streckung im Gelenk in ausgiebigstem Maße ermöglicht.

Nachbehandlung nach Amputation des Vorderarmes. Feststellung des Armes durch eine rechtwinklig gebogene Drahtschiene, die an der Rückfläche von Ellbogen und Vorderarm angelegt wird und den Stumpf mindestens um 5 cm überragt, damit derselbe durch unvorsichtiges Anstoßen nicht lädiert werden kann.

Herausnahme der Drains am 2.—3. Tage post op.

Beschaffung einer Prothese nach 4 Monaten.

Nachbehandlung nach Operationen und Versorgung von Verletzungen an Handgelenk, Mittelhand und Fingern. Nach allen schwereren Verletzungen sowie nach allen größeren operativen Eingriffen an der Beugefläche von Handgelenk, Mittelhand und Fingern besteht in erster Reihe die Gefahr, daß durch Narbencontracturen eine starke Flexionscontractur des Handgelenks und der Finger eintritt. Es kommt zu scheußlichsten Verunstaltungen der Hand, die Hand ist im Handgelenk in fast rechtwinkliger Beugestellung fixiert, die Finger in den Metacarpophalangealgelenken ebenfalls in maximalster Flexionsstellung festgehalten. Wie oft bekommt man bei Begutachtungen diese Klumphand zu sehen und wie leicht läßt sich dieses traurige Resultat vermeiden. Es muß vom ersten Tage an die Hand in hyperextendierter Stellung auf eine, über dem Handgelenk entsprechend abgebogene, auf die Rückfläche von Vorderarm und Hand gelegte Drahtschiene gewickelt werden und muß dabei auch ganz besonders darauf aufgepaßt werden, daß die Finger in völliger Streckstellung aufgebunden werden. Es macht diese Hyperextensionsstellung in den ersten Tagen oft erhebliche Beschwerden, daran darf man sich aber nicht kümmern. Die

Hyperextension darf nicht eher aufgegeben werden, als bis die Wunden so gut wie verheilt sind, die Kranken also kein Interesse mehr daran haben, durch Beugung von Handgelenk und Fingern die Wundschmerzen zu lindern.

An den Fingern und in der Hohlhand bilden sich nach Verletzungen und bei tiefliegenden Abscessen oft ganz oberflächliche Abscesse unter den abgehobenen obersten Schichten der Oberhaut: es tritt Fieber ein, und hat es den Anschein, als ob sich eine erhebliche eitrige Sekretion in der Tiefe eingestellt hat. Abschneiden der abgehobenen Schichten der Oberhaut (der sog. „faulen Haut") führt schnell Heilung herbei.

Bei allen Fingerwunden muß jeden 2.—3. Tag Verbandwechsel vorgenommen werden, weil es hier außerordentlich leicht zu Sekretverhaltung kommt.

Bei allen größeren Verletzungen und ausgiebigeren Eiterungen muß Hand und Vorderarm suspendiert werden.

Mit Hand- und Armbädern darf erst begonnen werden, wenn sämtliche Wunden mit frischen Granulationen bedeckt sind. Ebenso dürfen Bewegungsübungen erst vorgenommen werden, wenn kein flüssiger Eiter mehr sezerniert wird. Zu diesem Zeitpunkt muß aber unbedingt mit Bewegungsübungen begonnen werden. Diese bestehen, solange wie noch Schienenverbände notwendig erscheinen, darin, daß bei jedem Verbandwechsel die großen Gelenke mehrmals langsam passiv bewegt und die Finger vorsichtig in die Hohlhand eingedrückt werden. Nach Heilung der Wunden beginnt das Üben an den orthopädischen Apparaten, die Beugungsfähigkeit der Finger wird außerdem gestärkt durch selbsttätiges Zusammendrücken eines kleinen, in die Hohlhand des Kranken eingelegten Gummiballs, die Streckungsfähigkeit dadurch, daß der Patient die kranke Hand gegen die Wand legt und dieselbe alsdann mit der gesunden Hand nach Möglichkeit durchdrückt.

Zum Verbandwechsel müssen Kranke mit größeren Hand- und Fingerwunden auf den Verbandtisch gelegt und müssen die kranken Glieder während des Verbindens gut gehalten werden. Das klingt sehr selbstverständlich, wird aber aus Bequemlichkeit leider nicht oft ausgeführt.

Nachbehandlung nach Sehnennaht. Die Sehnen sind mit das am schlechtesten ernährte Gewebe, das es gibt. Deshalb nach Sehnennaht Feststellung der Hand und der Finger für drei Wochen und hinterher sehr vorsichtiger Beginn mit Bewegungsübungen. Sind Beugesehnen genäht, so wird der Verband angelegt bei stark in die Hohlhand eingeschlagenen Fingern; diese Beugestellung der Finger wird festgehalten durch Stärkebindenverband. Beim Verbandwechsel müssen die Finger durch einen Assistenten in gebeugter Stellung festgehalten werden. Sind Strecksehnen genäht, so werden die Finger in hyperextendierter Stellung auf eine entsprechend gebogene dorsale Drahtschiene gewickelt, beim Verbandwechsel werden die Finger in Hyperextension durch einen Assistenten festgehalten.

Nachbehandlung nach Incision von Sehnenscheidenphlegmonen. Sistieren nach der Incision Fieber und Eiterung nicht bald, so müssen die betroffenen Sehnen entfernt werden. Wochenlanges Fieber wird nach Exstirpation der von Eiter umspülten Sehnen mitunter auf Anhieb beseitigt und die Amputation überflüssig gemacht.

Sind ausgedehnte Incisionen notwendig gewesen, so sind zahlreiche Hautnerven durchtrennt und entsteht erhebliche Hypästhesie an den Fingern, so daß die Kranken sich in der Folgezeit leicht verletzen. Auch frieren Finger und Hand leicht. Es empfiehlt sich deshalb, zunächst dauernd einen Handschuh tragen zu lassen.

Nachbehandlung nach Resektion des Handgelenks. Der Verband wird in leichter Hyperextensionsstellung der Hand im Handgelenk angelegt mit Hilfe einer dorsalen, entsprechend gebogenen Drahtschiene. Der Schienenverband muß meist 4 bis 6 Wochen liegen bleiben, weil die Solidierung der neuen Verbindung zwischen Vorderarm und Mittelhand zum mindesten soviel Zeit erfordert. Ist noch nach der 6. Woche ein Schlottern der Hand vorhanden, so muß die Fixierung des Handgelenks entsprechend verlängert werden. Im übrigen bleibt sehr oft eine leichte Pseudarthrose zurück, was für die Funktion des Gliedes selbstverständlich sehr erfreulich ist.

Es muß vor allem darauf aufgepaßt werden, daß die Hand sich gegen den Vorderarm nicht volarwärts verschiebt. Sobald die Wundheilung beendet ist resp. nur noch schmale oberflächliche Granulationsflächen bestehen, wird einerseits der Sauberkeit wegen, andererseits, um die Beweglichkeit der Finger in Gang zu bringen, täglich ein heißes Handseifenbad verabfolgt.

2. Untere Extremität.

Allgemeine Ratschläge. Da nach Operationen an den unteren Gliedmaßen meist beim Aufstehen Fuß und Unterschenkel anschwellen, werden Fuß und Unterschenkel bis an das Kniegelenk heran mit einer Flanellbinde gewickelt. Das Kniegelenk bei Kranken, die schon umhergehen, einzuwickeln, halte ich für falsch; ich habe mehrmals den Eindruck gehabt, daß durch das Umhergehen mit gewickeltem Kniegelenk fibrinöse Ausschwitzungen unter der Patella zustande gekommen sind.

Sind Gefäßnähte gemacht oder erscheint die Unterbindung eines großen Gefäßes nicht sicher genug, wird für die ersten Tage ein Esmarchscher Schlauch neben das Bett gelegt und sorgfältige Überwachung angeordnet.

Ist Massage der Beines bei Männern nötig, so muß das Bein vorher gut rasiert werden, um das Entstehen kleiner Furunkel nach Möglichkeit zu hindern.

Nachbehandlung nach blutiger Einrenkung der Luxatio coxae. Am empfehlenswertesten ist die Anlegung eines gefensterten Gipsverbandes; derselbe wird noch in voller Narkose angelegt, bei geringer Abduction und leichter Außenrotation. Das Fenster im Verband muß, entsprechend der Größe der Wunde, recht ausgiebig gemacht werden, was sich auch ohne Beeinträchtigung der Festigkeit des Verbandes bewerkstelligen läßt, wenn nur genügend zahlreiche Schusterspäne eingegipst sind.

Störungen des Wundverlaufs sind häufig, teils durch Hämatombildung, teils durch Eiterung. Es muß gegebenenfalls rechtzeitig durch Lüften der Hautnaht für Abfluß der Sekrete gesorgt werden.

Die Hüfte bleibt mindestens 3 Wochen im Gipsverband, alsdann wird vorsichtig mit Massage und passiven Bewegungen begonnen. Erstes Aufstehen nach frühestens 6 Wochen.

Nachbehandlung nach Resektion des Hüftgelenks. Es wird ein Streckverband angelegt und in erheblich abduzierter Stellung, um Adductionscontractur zu vermeiden, mit Hilfe der Schiene nach Settegast extendiert. Der Verband wird am 1. Tage mit 2—3 Pfund, späterhin bei Kindern von ca. 6 Jahren mit etwa 6 Pfund, bei Kindern von ca. 10—12 Jahren mit etwa 10 Pfund, bei Erwachsenen mit 12—15 Pfund belastet.

Ist das Gelenk wegen Tuberkulose oder wegen Eiterung reseziert, so ist es, um Wundheilung ohne Fistelbildung zu erzielen, am besten, daß die Wundhöhle breit austamponiert wird; man kann alsdann beim Verbandwechsel die Wundhöhle völlig übersehen und durch fortgesetzte breite Tamponade dafür sorgen, daß sich die Wundhöhle zunächst in der Tiefe schließt, daß sich die Wände der Höhle dicht unter der Haut nicht vorzeitig zusammenlegen. Ist nur ein Drain eingelegt und die Wunde im übrigen völlig vernäht, so ist die Nachbehandlung höchst unübersichtlich. Stellt sich, was meist der Fall ist, eine erhebliche Sekretion ein, so muß doch ein Teil der Naht wieder geöffnet werden, und gelingt es nun nicht mehr, so übersichtliche Verhältnisse zu schaffen, als wenn primär breit tamponiert wird.

Beim Verbandwechsel muß das Bein stark extendiert werden, erstens damit die Wundhöhle übersichtlich ist, zweitens um dem Kranken die Schmerzen zu ersparen, die durch Reiben der Knochenwände des Femur am Becken entstehen würden. Wegen starker Sekretion muß meist jeden 2.—3. Tag verbunden werden. Ist alles Krankhafte bei der Operation entfernt worden, so ist die Operationswunde oft schon nach 6 Wochen völlig verheilt.

Nach Heilung der Wunde wird ein Gipsgehverband angelegt, wiederum nach Möglichkeit in abduzierter Stellung des Beines. Dieser Verband bleibt 6—8 Wochen liegen. Sind Geldmittel vorhanden, so wird alsdann ein Schienenhülsenapparat beschafft, der das Hüftgelenk mittels eines Korbes völlig vom Druck des Körpergewichtes entlastet, und gehen die Kranken mindestens 1 Jahr lang in diesem Apparat umher. Sind nicht genügend Geldmittel vorhanden, so wird die Behandlung mit Gipsgehverbänden mindestens 6 Monate fortgesetzt. Die lange Fixation des Hüftgelenks ist notwendig einerseits, was für Mitglieder der arbeitenden Klasse wichtig ist, um feste Ankylosenbildung zu erzielen, andererseits, um (bei tuberkulösen Affektionen) das Neuaufflakkern des Prozesses nach Möglichkeit zu verhindern.

Ist das Kniegelenk beweglich geblieben, so kann nach Weglassen der Gipsverbände die durch die Resektion des Hüftgelenks entstandene Verkürzung des Beines durch Beschaffung einer entsprechend erhöhten Sohle am Stiefel fast voll ausgeglichen werden. Ist das Kniegelenk zunächst etwas versteift, darf die Verkürzung zunächst nur um die Hälfte ausgeglichen werden, weil anderenfalls ev. eine Skoliose entstehen kann.

Nachbehandlung nach Exarticulatio coxae. Die Kranken gehen zunächst mit Hilfe von Krücken umher, die Prothese wird erst nach einem Vierteljahr beschafft, wenn die Narbe am Stumpf fest und reizlos ist.

Nachbehandlung nach Amputatio femoris. Um den Stumpf wird zirkulär eine Pappschiene gelegt, um ihn vor äußeren Insulten zu schützen. Ferner wird an der Vorderfläche von Hüftgelenk und Oberschenkel eine Holzschiene angelegt, die erstens das Hüftgelenk immobilisiert, damit der Stumpf nicht gebeugt werden kann (es besteht große Neigung zu Flexionscontractur im Hüftgelenk), die zweitens den Stumpf um ca. 10 cm überragt, um ihn vor Stößen von vorn zu schützen. Außerdem wird nach Anlegung des Verbandes eine große Reifenbahre über den Stumpf gestellt, um den Druck der Bettdecke zu verhindern. Die Drains werden am 2.—3. Tage post op. herausgenommen; besteht noch nennenswerte Sekretion, werden sie etwas gekürzt und noch für einige Tage wieder eingelegt. Die Nähte werden, da meist etwas Spannung besteht, in der Hauptsache erst am 10. Tage post op. entfernt. Bei gutem Wundverlauf wird der Kranke etwa am 12. Tage post op. aus dem Bett genommen und in einen Lehnstuhl gesetzt, wobei der Stumpf gut unterpolstert wird. Alsbald beginnt der Kranke mit Hilfe von Krücken umherzugehen.

Sobald der Stumpf einwandfrei vernarbt ist, wird ein provisorischer Stelzfuß angefertigt: es wird mit ca. 4 Gipsbinden ein Abguß des Stumpfes hergestellt; an diesem Abguß wird ein nach Maß gefertigter Holzstelz befestigt dadurch, daß 4 von dem Stelz abgehende lange Bandeisen an der Außenfläche des Gipsabgusses festgegipst werden. Damit der Stelz auf dem Fußboden nicht ausgleitet, wird auf sein Fußende ein Gummipuffer gestülpt. Der so hergestellte, gut ausgepolsterte Stelz wird mittels zweier straffer Gurte (1 vorn, 1 hinten) an einem breiten Beckengurt aufgehängt. Ferner kann der Stelz noch mittels eines breiten, über die Schulter der gesunden Körperhälfte gelegten Gurtes am Körper befestigt werden.

Die definitive Prothese wird erst ein Halbjahr nach der Operation beschafft. Bei den Immediat- und Dauerprothesen ist zu berücksichtigen, daß meist, auch bei Anwendung der Behandlung des Stumpfes nach Hirsch (siehe S. 80), kein sehr tragfähiger Stumpf geschaffen wird, daß also der Stumpf in der Prothese frei schweben muß.

Nachbehandlung nach osteoplastischer Amputation nach Gritti. Es handelt sich um einen tragfähigen Stumpf, auf dem die Prothese straff aufsitzen darf.

Nachbehandlung nach Naht der gebrochenen Kniescheibe. Das ganze Bein wird nach der Operation auf eine Volkmannsche Schiene gelagert. Neuerdings wird sehr befürwortet, das Bein in flektierter Stellung zu fixieren, weil sich dann später die Beweglichkeit schneller wiederherstelle; die einen Autoren fixieren bei 110°, die anderen bei 135°. Im großen ganzen stellt sich die Beweglichkeit des Kniegelenks leicht wieder her, so daß man die Spannung der Nähte, die die flektierte Stellung unweigerlich mit sich bringt, vermeiden kann, ohne Schaden anzurichten. Die Nähte werden am 7. Tage post op. entfernt. In der 3. Woche post op. wird das Bein täglich aus dem Schienenverband genommen und werden Ober- und Unterschenkel energisch massiert. In der 4. Woche post op. wird vorsichtig mit passiven Bewegungen begonnen. In der 5. Woche energischere Bewegungsübungen. In der 6. Woche post op. erstes Aufstehen.

Das funktionelle Resultat ist, wie gesagt, meist ausgezeichnet.

Nachbehandlung nach Arthrotomie des Kniegelenks wegen Dérangement interne resp. wegen einer Gelenkmaus. Zunächst Anlegen einer Volkmannschen Schiene. Stellt sich, was mitunter, besonders nach Exstirpation von Gelenkmäusen, der Fall ist, ein leichter Hydrarthros ein, so können die Schmerzen durch feuchte Verbände gemildert werden. Bei völlig ungestörtem Wundverlauf und Ausbleiben eines Hydrarthros kann nach 14 Tagen vorsichtig mit Bewegungsübungen begonnen werden. Hat es sich nur um die Entfernung einer Gelenkmaus gehandelt, so können die Kranken nach 3 Wochen aufstehen. Hat es sich um Exstirpation von Menisken gehandelt, empfiehlt es sich, das Knie nicht zu früh zu belasten, ich lasse in solchen Fällen erst nach ca. 5 Wochen aufstehen.

Nachbehandlung nach Punctio genus wegen Hämarthros. 14 Tage lang Schienenverband, alsdann Heißluftbäder und Bewegungsübungen.

Nachbehandlung nach Resektion des Kniegelenks wegen Tuberkulose. Der Verband post op. wird in senkrechter Stellung des Beines angelegt, wobei die eine Hand des Assistenten den Oberschenkel dicht an der Schenkelbeuge festhält, während die andere Hand den Fuß an der Hacke ergreift und den Unterschenkel auf den Oberschenkel fest aufdrückt. An die Innenfläche des Beines wird eine Pappschiene, an die Außenfläche eine Holzschiene gelegt. Außerdem wird das Bein auf eine Volkmannsche Schiene gewickelt. Das Gelenk darf nicht drainiert werden; hat man den Textorschen Querschnitt gemacht und auf die Enden des Querschnitts beiderseits, wie üblich, einen ca. 6 cm langen Längsschnitt gesetzt, so wird der Abfluß von Blut und Wundsekret vollauf gewährleistet, wenn man die beiden Seitenschnitte offen läßt und einen einigermaßen festen Wundverband anlegt. Tritt keine Infektion ein, so heilen die Seitenschnitte schnell per secundam.

Der erste Verband bleibt, wenn keine Komplikationen eintreten, 9 Tage liegen. Am 10. Tage post op. wird das Bein in Narkose noch einmal richtig gestellt (als richtige Stellung gilt ein geringer Grad von Genu varum, da erfahrungsgemäß Neigung zur Bildung eines Genu valgum vorhanden ist) und ein Gipsverband mit 2 seitlichen Fenstern angelegt. Dieser Gipsverband bleibt ca. 4 Wochen liegen; in dieser Zeit pflegt völlige Wundheilung einzutreten. Alsdann wird erneut ein Gipsverband angelegt. Erstes Aufstehen 8—9 Wochen post op. im Gipsverband. 10—11 Wochen post op. pflegt meist feste knöcherne Ankylose eingetreten zu sein. Doch darf auch nun das Bein nicht ganz freigegeben werden; es kommt häufig genug nach Weglassen des Gipsverbandes ganz allmählich zu einer stets wachsenden Beugecontractur im Kniegelenk (durch Contractur der Beugemuskeln, während der Streckmuskel ja durchtrennt ist). Ich lasse deshalb eine kleine Prothese tragen, einen leichten Hülsenapparat, seitlich zu schnüren, der etwa von der Mitte der Wade bis zur Mitte des Oberschenkels reicht. Diese Prothese wird am besten dauernd, mindestens aber 3—4 Jahre getragen. Vielfach wird dem Entstehen der Beugecontractur vorgebeugt durch Durchschneiden der Beugemuskeln am Schluß der Operation.

Es muß an dem Stiefel eine erhöhte Sohle befestigt werden, die der Hälfte der Verkürzung des Beines entspricht. Ganz darf die Verkürzung nicht ausgeglichen werden, weil sonst eine Skoliose entsteht. Nachbehandlung nach Resektion des Kniegelenks wegen Vereiterung. Es darf keine Hautnaht gemacht werden. Zwischen die Wundflächen von Femur und Tibia wird behufs Drainage eine breite Gazeplatte (glatt ausgebreitet) gelegt. Schienung erfolgt mittels einer außen angelegten Holzschiene und einer innen angelegten Pappschiene. Außerdem wird das Bein auf eine Volkmannsche Schiene gelagert. Der erste Verbandwechsel erfolgt nach 3 Tagen; derselbe ist sehr schmerzhaft, und müssen meist einige Tropfen Chloroform verabfolgt werden. Es wird das Knie gebeugt, die Gaze zwischen Femur und Tibia entfernt, die Wunde schnell einmal ausgetupft, wieder eine Gazeplatte zwischen die Knochen gelegt, das Bein gestreckt und der Verband wieder in der oben beschriebenen Weise zu Ende geführt. Ein gleichartiger Verbandwechsel ist im allgemeinen 2—3 mal noch nötig. Ist lege artis reseziert und handelt es sich nicht um eine hochgradig virulente, zur Amputation führende Infektion, so reinigt sich das Gelenk schnell, die Sekretion von Eiter sistiert, und kann man meist 7—10 Tage post op. die Drainage zwischen Femur und Tibia weglassen, die beiden Knochenflächen aufeinander stellen und die Verbandwechsel nunmehr in Streckstellung des Gliedes vornehmen. Sobald das Aufklappen des Gelenks nicht mehr nötig ist, werden auch schnell die Hautschnittränder an der Vorderfläche des Gelenks (Textorscher Schnitt) durch kräftige Situationsnähte vereinigt; das Offenbleiben der Seitenschnitte genügt völlig zur Drainage Sieht man, daß die Sekretion nachläßt, daß die Knochenflächen verschmelzen, so wird ein gefensterter Gipsverband angelegt Der Kranke steht auf, sobald feste Ankylose eingetreten, und zwar vorerst noch im Gipsverband. Für die weitere Behandlung gilt das bei der Nachbehandlung nach Resektion des Gelenks wegen Tuberkulose am Schluß Gesagte.

Nachbehandlung nach Osteotomia femoris bei Genu valgum. Es wird für die ersten 10 Tage post op., also bis zur Sicherstellung des aseptischen Wundverlaufs und bis zur Aufsaugung des postoperativen Hämatoms, ein Schienenverband angelegt, bestehend aus einer äußeren Holz- und inneren Pappschiene; außerdem wird das Glied auf eine Volkmannsche

Untere Extremität. 95

Schiene gelagert. Nach 10 Tagen wird in Narkose ein sorgfältiges Redressement vorgenommen und ein zirkulärer Gipsverband angelegt. Das Bein bleibt ca. 6—7 Wochen im Gipsverband, bis zu fester Verheilung der Knochenwunde. Alsdann wird mit Massage und Bewegungsübungen begonnen.

Nachbehandlung nach Amputatio cruris. Gleichgültig nach welcher Methode amputiert ist, wird die Schienung des Stumpfes bewerkstelligt erstens durch eine Pappschiene, die ringförmig um den Stumpf gelegt wird, und zweitens durch eine dorsal angelegte Holzschiene, die das Kniegelenk immobilisiert und dadurch, daß sie den Stumpf um mindestens 10 cm überragt, denselben vor Stößen von vorn her schützt. Um den Druck der Bettdecke abzuhalten, wird eine Reifenbahre über den Stumpf gesetzt. Das Bein wird im ganzen durch Unterlegen von Sandsäcken in etwas erhöhte Lage gebracht.

Bei glattem Wundverlauf wird der Kranke etwa am 12. Tage post op. außer Bett gebracht. Er geht zunächst mit Krücken umher. Nach fester Vernarbung des Stumpfes wird ein provisorischer Gipsstelzfuß angefertigt, in gleicher Weise wie es bei der Nachbehandlung nach Amputatio femoris beschrieben ist. Nur bedarf es keines Schultergürtels, zur Befestigung der Prothese genügt eine Schnalle um den Oberschenkel und ein Beckengurt. Beschaffung der definitiven Prothese nach einem Halbjahr.

Handelt es sich um nicht gut tragfähige Stümpfe, wie sie z. B. bei Notoperationen entstehen, so muß der Stumpf in der Prothese etwas schweben; sind durch osteoplastische Methode gut tragfähige Stümpfe entstanden, so kann sich die Prothese direkt auf den Stumpf stützen.

Nachbehandlung nach Versorgung von Verletzungen und anderen Operationen an Fuß und Fußgelenk. Das Fußgelenk wird fixiert durch beiderseitig angelegte rechtwinklige Pappschienen, derart, daß der Fuß rechtwinklig zum Unterschenkel und in Mittelstellung von Pro- und Supination steht.

Tritt nach Versorgung von Verletzungen oder nach sonstigen Operationen an Fuß und Fußgelenk hohes Fieber ein, so liegt das sehr oft an einer Infektion der eröffneten Sehnenscheide der Mm. peronaei, wodurch die Infektion auf den Unterschenkel fortgeführt wird.

Genau wie an Fingern und Hohlhand bilden sich auch an

Zehen und Fußsohle oft ganz oberflächliche Abscesse unter den abgehobenen oberflächlichsten Lagen der Oberhaut, die, mit Fieber und Schmerzen verbunden, Eiterretentionen in der Tiefe vortäuschen. Nach Abtragen der sogenannten „faulen Haut" sistieren Fieber und Eiterung prompt.

Bei allen Zehenwunden muß jeden 2.—3. Tag Verbandwechsel stattfinden.

Fußbäder dürfen erst verabfolgt werden, wenn kein flüssiger Eiter mehr sezerniert wird und die Wunden sich mit frischen Granulationen bedecken.

Größere Hautdefekte an der Fußsohle dürfen nicht mit Thierschen Läppchen gedeckt werden; ein Auftreten auf mit Thierschen Läppchen gedeckte Fußsohle ist vor Schmerzen unmöglich. Gelingt es nicht, größere Hautdefekte an der Fußsohle auf andere Weise zu überhäuten, bleibt nur Amputation übrig.

Sehr wichtig ist nach Abheilung aller größeren Verletzungen am Fuß die Beschaffung geeigneten Schuhwerks. Es ist ohne weiteres zuzugeben, daß das Arbeiten bei Vorhandensein mehrerer größerer, noch zarter Narben an Fußsohle, Fußrücken, Fußgelenk außerordentlich erschwert ist; sehr oft werden die zarten Narben bei Anlegen festen Schuhwerks aufgescheuert und erneute Krankenhausbehandlung herbeigeführt.

Es kommen nach schweren Verletzungen, Behandlung von Phlegmonen usw. als zunächst arbeitshemmend hinzu die oft erhebliche teigige Schwellung des Fußes, Verkrümmung von Zehen usw. Es liegt deshalb auch im Interesse der Berufsgenossenschaften, den Patienten bei der Entlassung aus der ärztlichen Behandlung einen passenden Stiefel zu beschaffen, und tun sie das, wenigstens in meinem Bezirk, sehr gern.

Als Beispiele für die Beschaffenheit derartiger Stiefel führe ich folgende an:

Bei Vorhandensein zahlreicher Narben an Fuß und Fußgelenk sowie von starker teigiger Schwellung des Fußes ließ ich einen Stiefel anfertigen ohne Naht, bestehend außen aus weichem Kalbleder, innen aus weichem sämischen Leder.

Bei Vorhandensein zarter Narben an Fuß und Fußgelenk, verbunden mit erheblicher Verkrümmung mehrerer Zehen dorsalwärts, ließ ich einen Stiefel fertigen mit dicker Filzsohle und einer großen starren und weiten Kappe über den Zehen.

Nachbehandlung nach Resektion des Fußgelenks.

Hat es sich um Eingriffe wegen frischer Verletzung oder Tuberkulose gehandelt, so gelingt es meist für genügende Drainage von Blut und Wundsekret dadurch zu sorgen, daß die Operationswunde an den abhängigen Teilen etwas offen gelassen und ein komprimierender Verband angelegt wird. Hat man den Hüterschen Querschnitt gemacht, so bleiben die beiden Schnittenden etwas offen, beim Kocherschen Schnitt läßt man eine Lücke in der Naht nach vorn von der Spitze des Malleolus externus. Erscheint einem diese Art der Drainage nicht genügend, so kann man von den eben bezeichneten Stellen aus kurze Drains oder Gazestreifen einführen. Tritt keine Infektion ein, so heilen die offen gebliebenen Teile des Operationsschnitts schnell per secundam. Schienung erfolgt durch Anlegung zweier rechtwinkliger Pappschienen und Aufwickeln des so geschienten Fußes auf eine kurze Volkmannsche Schiene; erneut sei darauf aufmerksam gemacht, daß der Fuß rechtwinklig zum Unterschenkel und in Mittelstellung von Pro- und Supination stehen muß. Nach 10—14 Tagen wird bei guter Wundheilung ein ev. gefensterter Gipsverband angelegt; bei schlechter Stellung des Fußes wird hierzu eine kurze Narkose angewendet. Die Behandlung mit Gipsverbänden wird 4—6 Wochen im Durchschnitt fortgesetzt, bis feste Ankylose eingetreten ist. Für die Mitglieder der arbeitenden Klasse ist es viel zweckmäßiger, daß der Fuß unbeweglich ist, als daß eine gewisse Nearthrose mit geringer Beweglichkeit des Fußes vorhanden ist, was sich erreichen läßt, wenn der Gipsverband gar nicht oder nur für kurze Zeit angelegt wird.

Nach Erzielung der festen Ankylose beginnt die Nachbehandlung mit Massage und heißen Fußbädern. Bald darauf können die Kranken auch aufstehen. Es wird ein Stiefel mit etwas erhöhter Sohle getragen, auch ist oft das Einlegen einer Stahleinlage in den Stiefel sehr zweckmäßig. Kocher empfiehlt das Tragen eines sogenannten Skarpa-Stiefels, das ist ein Stiefel mit einer Außenschiene, die über die Wade reicht. Die Schiene ist proximalwärts etwas abstehend, am Stiefel ist sie angenietet; sie soll den Fuß nach außen herumziehen, einer Klumpfußstellung entgegenwirken.

Ist die Resektion wegen Vereiterung des Gelenks ausgeführt, so muß der Hautschnitt breit offen gelassen und muß ausgiebig drainiert werden.

Nachbehandlung nach Exstirpatio tali. Die Operationswunde wird meist völlig zugenäht. Schienung erfolgt in der kurz zuvor geschilderten Weise. Bei glattem Wundverlauf kann man den Fuß meist nach 2—3 Wochen schon freigeben und vorsichtig mit Massage und Bewegungsübungen beginnen. Erstes Aufstehen nach ca. 6 Wochen.

Es wird sehr häufig ein gutes funktionelles Resultat erzielt; die geringe Verkürzung wird durch Tragen einer erhöhten Sohle ausgeglichen, es empfiehlt sich oft das Tragen einer Stahleinlage. Bei Unfallpatienten kommt man häufig mit Renten von höchstens 20% aus.

Tritt Infektion ein, z. B. nach Luxatio tali, verbunden mit großen Hautwunden, so muß die Operationswunde selbstverständlich breit offen gelassen werden. Die Eiterung dauert in solchen Fällen oft lange, es stellt sich eine erhebliche teigige Schwellung des Fußes ein, die erst nach Monaten wieder schwindet. In solchen Fällen ist das funktionelle Resultat selbstverständlich oft nicht befriedigend.

Nachbehandlung nach der Amputatio tibio-calcanea osteoplastica (Pirogoffsche Operation). Der Stumpf wird zunächst durch eine ringförmige Pappschiene gegen Druck und Stoß geschützt. Eine an der Beugefläche von Kniegelenk und Unterschenkel angelegte Holzschiene, die den Stumpf um ca. 10 cm überragt, verhindert Bewegungen im Kniegelenk und schützt den Stumpf gegen Stoß von vorn. Wie üblich wird eine Reifenbahre über den Stumpf gesetzt zur Abhaltung des Drucks der Bettdecke.

Nach einwandfreier Vernarbung des Stumpfes, die etwa 3 Wochen post op. erfolgt ist, wird ein Gipsabguß von dem Stumpf genommen und dem Bandagisten behufs Anfertigung eines provisorischen Gipsstelzfußes übergeben.

Alsdann wird bis zur festen Anheilung des Calcaneus an die Tibia, also etwa bis zur 7.—8. Woche post op., ein leichter Gipsverband oder Stärkebindenverband angelegt. Nach fester Verheilung der Knochenwunde geht der Patient mit dem inzwischen gefertigten provisorischen Stelzfuß einher; dieser Stelzfuß ist so beschaffen, wie es bei der Nachbehandlung nach Amputatio femoris beschrieben, nur ist der Stelz selbstverständlich ganz kurz. Zur Befestigung des Stelzes dienen nur Riemen um den

Untere Extremität.

Unterschenkel. Die definitive Prothese wird erst nach einem Halbjahr beschafft: ist nicht viel Geld vorhanden, so wird ein Schnürstiefel beschafft, enthaltend einen künstlichen, mit Kork ausgefüllten Vorfuß und in dem eigentlichen Schuh eine Korksohle, die die Verkürzung ausgleicht. Der Stiefel bedeckt einen großen Teil der Wade. Ist mehr Geld vorhanden, wird ein Schienenhülsenapparat mit Gelenken beschafft.

Nachbehandlung nach der Exarticulatio mediotarsea nach Chopart. Es werden 2 kleine seitliche Drains eingelegt, die 2 Tage post op. entfernt werden. 3 Wochen post op. ist meist feste Vernarbung eingetreten, und kann der Kranke alsdann aufstehen. Die Prothese wird beschafft, sobald der Fuß nicht mehr anschwillt, also etwa nach 3—4 Monaten. Es wird ein Stiefel beschafft, dessen Spitze mit Kork ausgefüllt ist. Es besteht infolge Überwiegens der Funktion der Achillessehne Neigung zu Spitzfußstellung, es muß deshalb eine dorsale Feder, die der Spitzfußbildung entgegenwirkt, in den Stiefel eingefügt werden.

Nachbehandlung nach der Exarticulatio tarso-metatarsea nach Lisfranc. Es ist meist nach 3 Wochen feste Vernarbung eingetreten, so daß der Kranke aufstehen kann. Beschaffung der Prothese nach 3—4 Monaten; es wird ein Stiefel beschafft, dessen Spitze mit Kork ausgefüllt ist.

Nachbehandlung nach Zehenexartikulationen. Es wird in dem Stiefel die dem Zehendefekt entsprechende Stelle mit Filz ausgefüllt.

Sachverzeichnis.

Abort 73.
Adhäsionsileus 42, 51, 76.
Alexander Adams'sche Operation 75.
Amputationsstümpfe, Behandlung von 80.
Amputationen, Prothese nach 81.
Amputatio interscapulo-thoracica 84.
Antebracchium, amputatio 86.
Anus, Operation am 60.
Anus praeternaturalis 49.
Appendicitis 49.
Auge, Operationen am 19.

Basedow, Strumectomie bei morbus 25.
Bassini, Operation nach 59.
Brustwandresektion 30.

Campher 2.
Caput obstipum 19.
Castration 72.
Chopart, Operation nach 99.
Coffein 2.
Colporrhaphie 73.
Coxa, blutige Einrenkung der luxatio 89.
— resectio 89.
— exarticulatio 91.
Crus, amputatio 95.
Curettement 73.

Dammplastik 73.
Diabetiker, Diät nach Operation bei 5.
Digalen 2.

Douglasabsceß 43.
Dünndarm, Operation am 48.
Dünndarmfistel 42.

Ellbogengelenk, Operation am 85.
Extrauteringravidität, geplatzte 176.

Femur, amputatio 91
— osteotomie wegen genu valgum 94.
Finger, Operationen am 86.
Fistula ani 61.
Fuß, Operationen am 95.
Fußgelenk, Operationen am 95.
— Resektion 97.

Gallenwege, Operationen an den 52.
Ganglion gasseri 10.
Gastrostomie 44.
Gastroenterostomie 46.
Gaumenspalte 13.
Gelenkresektion, Drainage bei 81.
Gritti, Operation nach 92.

Hämatocele retrouterina 75.
Hämorrhoiden 61.
Halsdrüsen, tuberkulöse 20.
Hammesfahr, Operation nach 60.
Handgelenk, Operationen am 86.
— Resektion 88.
Harnblase, Operationen an der 67.
— Ruptur 68.
Harnröhre 70.
Hasenscharte 11.
Herniotomie 57.
Herz, Verletzungen am 33.
Herzschwäche 2.

Sachverzeichnis.

Highmorshöhle, Eröffnung der 17.
Hirnabsceß 9.
Hirnprolaps 9.
Hirntumor 10.
Hormonal 40.
Humerus, amputatio 84.
— exarticulatio 83.
Hydrocele testis 71.

Jejunostomie 48.
Impressio cranii 8.

Katzensteinscher Kochsalzeinlauf 40.
Kniegelenk, dérangement interne 92.
— Gelenkmaus im 92.
— Punktion bei Hämarthros 92.
— Resektion 93.
Kochsalzinfusion 2.

Lagerung nach Operationen 3.
Laminectomie 78.
Laparotomie, allgemeines 34.
— Aufstehen nach 37.
— Ernährung nach 35.
— Wundbehandlung nach 36.
Laryngotomie 22.
Laryngectomie 22.
Leber, Verletzungen 54.
— -absceß 54.
— -echinococcus 55.
Leibbinde nach Laparatomieen 39.
Lingua, carcinoma 14.
Lippentumor, kleiner 11.
Lippencarcinom 11.
Lisfranc, Operation nach 99.
Lokalanästhesie 1.
Lungenabsceß 32.
Lungenverletzungen 32.

Magendilatation, akute 38.
Magenresektion 46.
Mamma, Carcinom der 27.
— gutartiger Tumor der 27.
Mastitis purulenta 26.
Mastdarm, Operationen am 60.
Mastdarmcarcinom 62.

Mittelohr, Operationen am 17.
Morphium 1.
Mundhöhle 14.

Nabelbruch 59.
Nährklystier 5.
Narkose 1.
Nasendefekt 17.
Nephrotomie 65.
Nephrectomie 66.
Nephropexie 66.
Nervennaht 82.
Niere, Operationen an der 64.

Oberarm, Operationen am 84.
Oberkieferresektion 15.
Oesophagus 23.
Osteomyelitis 79.
Ovarialcyste 77.

Pankreasabsceß 56.
Pankreascyste 56.
Parotis, exstirpatio 14.
Parotitis postoperativa 39; 53.
Penis 71.
Peritonitis diffusa 39.
— tuberculosa 44.
Pharyngotomie 23.
Phimose 70.
Physostigmin 40.
Pirogoff, Operation nach 98.
Pleuraempyem 30.
Processus mastoideus, Aufmeißlung 18.
Prostatectomia suprapubica 69.
Pyelotomie 65.

Rectum, Operationen am 60.
Rectumcarcinom 62.
Rippenresektion 29.

Sectio alta 68.
Sehnennaht 87.
Sehnenscheidenphlegmon 88.
Speicheldrüsen 13.
Stirnhöhle 17.
Strumectomie 25.
Subphrenischer Absceß 43.
Schmerzlinderung 1.

Schultergelenk, Operationen am 82.
Schultergelenksluxation, blutige Einrenkung 83.
Schultergelenk, Resektion 83.
Talma, Operation nach 55.
Talus, exstirpatio 98.
Thiersch, Transplantation nach 6.
Thymektomie 26.
Tracheotomie 21.
Transplantation mit gestieltem Hautlappen 7.
Unterkieferresektion 16.
Ureter, Operationen am 66.

Ureter, Einpflanzung in die Blase 66.
Urinentleerung, mangelnde 4.
Uterus, vaginale Exstirpation 74.
— Exstirpation des myomatösen per laparot. 77.
— Exstirpation des carcinomatösen per laparot. 77.

Vaginale Operationen 72.
Veronal 2.

Wundbehandlung, allgemeine 3.

Zehen, Exartikulation 99.

MIX
Papier aus verantwortungsvollen Quellen
Paper from responsible sources
FSC® C105338

If you have any concerns about our products,
you can contact us on
ProductSafety@springernature.com

In case Publisher is established outside the EU,
the EU authorized representative is:
**Springer Nature Customer Service Center GmbH
Europaplatz 3, 69115 Heidelberg, Germany**

Printed by Libri Plureos GmbH
in Hamburg, Germany